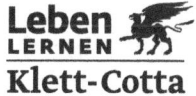

Zu diesem Buch

Die Technik der »progressiven Muskelentspannung« nach Jacobson ist ein Grundbestandteil der Verhaltenstherapie. Da sie schneller und leichter erlernbar ist als das Autogene Training, wird sie von klinischen Psychologen, Psychotherapeuten und Ärzten in zunehmendem Maße benutzt, um tiefe Entspannung zu induzieren. Mit diesem Handbuch liegt die erste Darstellung dieser Entspannungstechnik in deutscher Sprache vor, die ausführlich in Grundlagen und Verfahren einführt, Abwandlungen der Standard-Methode und verschiedene Anwendungsgebiete beschreibt. Ein Muster der Entspannungsanweisungen sowie Vorschläge für die Messung des Lernfortschritts sind beigegeben. Wissenschaftliche Untersuchungen zu dem Verfahren werden referiert, einige Falldarstellungen erläutern die Anwendungsmöglichkeiten.
Die 5. Auflage des Buches wurde um einen Ergänzungsteil zur klinischen Anwendung der progressiven Relaxation erweitert. Durch ihn erschließen sich die Anwendungsmöglichkeiten der systematischen Muskelentspannung im psychosomatischen Bereich und bei funktionellen Störungen.

Douglas A. Bernstein, Ph. D., Professor Emeritus für Psychologie an der University of Illinois; Courtesy Professor für Psychologie an der Universität von Süd-Florida; Mitherausgeber des Journal of Abnormal Psychology.
Thomas D. Borkovec, Ph. D., Professor für Psychologie an der University of Illinois; Verfasser zahlreicher Artikel in Fachzeitschriften.

Alle Bücher aus der Reihe »Leben Lernen« finden sich unter
www.klett-cotta.de/lebenlernen

Douglas A. Bernstein
Thomas D. Borkovec

Entspannungstraining

Handbuch der Progressiven
Muskelentspannung nach Jacobson

Mit einem Vorwort von Leonhard P. Ullmann
und einem Ergänzungsteil zur klinischen
Anwendung der Progressiven Relaxation
von Richard Höfler und Monika Kattenbeck

Aus dem Amerikanischen übersetzt von
Monika Oeke und Hermann Heyse

Klett-Cotta

Leben Lernen 16

Klett-Cotta
www.klett-cotta.de
Die Originalausgabe erschien unter dem Titel
»Progressive Relaxation Training«
© 1973 by Research Press Company, Champaign, USA
Für die deutsche Ausgabe:
© J. G. Cotta'sche Buchhandlung Nachfolger GmbH, gegr. 1659,
Stuttgart 1975
Alle Rechte vorbehalten
Fotomechanische Wiedergabe
nur mit Genehmigung des Verlages
Printed in Germany
Umschlag: Hemm & Mader, Stuttgart
Titelbild: Max Ernst, Wenn die Vernunft schläft, singen die Sterne
© VG Bild-Kunst, 2013
Gedruckt und gebunden von CPI-Books, Clausen & Bosse, Leck
ISBN 978-3-608-89056-3

Dreizehnte Auflage, 2013

Bibliographische Information der Deutschen Nationalbibliothek
Die Deutsche Nationalbibliothek verzeichnet diese Publikation in der
Deutschen Nationalbibliographie; detaillierte bibliographische
Daten sind im Internet über <http://dnb.d-nb.de> abrufbar

Inhaltsverzeichnis

Vorwort 9

1. *Einleitung* 15

Hauptsächlicher Zweck dieses Handbuchs 15
Der Gebrauch dieses Handbuchs in der Forschung 16
Die Verantwortung des Therapeuten 17

2. *Grundlagen des Entspannungstrainings* 19

Geschichte des Entspannungstrainings 19
Jetziger Stand des progressiven
Muskelentspannungs-Trainings 21
Forschung auf dem Gebiet des Entspannungstrainings 23
Weitere Forschung 28

3. *Anwendungsgebiete des Entspannungstrainings* 37

Wem kann Entspannungstraining nutzen 37
Untersuchung vor dem Training 39
Der Klient 42
Fallbeispiele 43

4. *Die äußere Umgebung* 51

Das Behandlungszimmer 51
Der Sessel 52
Die Kleidung des Klienten 53

5. Die erste Sitzung: Die Grundzüge 55

Darlegung der Grundzüge 55
Darlegung der Grundzüge anhand eines Beispiels 57
Andere Möglichkeiten, die Muskeln anzuspannen 64

6. Die erste Sitzung: Das Grundverfahren 67

Das Grundverfahren 67
Leitung des Vorgehens 68
Wie man völlige Entspannung sicherstellt 71
Zwei Änderungen im Vorgehen 73
Zusammenfassung und Überprüfung 75
Die Beendigung der Entspannung 77
Befragen nach der Entspannung 77
Anweisung für die häuslichen Übungen 79
Die Stimme des Therapeuten 81

7. Abweichungen vom Grundverfahren 85

Entspannungsverfahren für sieben Muskelgruppen 86
Entspannungsverfahren für vier Muskelgruppen 88
Entspannung durch Vergegenwärtigung 90
Entspannung durch Vergegenwärtigung mit Zählen 92
Entspannung allein durch Zählen 93
Anleitung zur Erstellung eines Übungsplans 94

8. Differentielle und konditionierte Entspannung 99

Differentielle Entspannung 99
Konditionierte Entspannung 103
Vergleich zwischen konditionierter und differentieller Entspannung 106

9. Mögliche Schwierigkeiten – Lösungsvorschläge 107

Krämpfe der Muskeln 110
Bewegung 111
Lachen oder Sprechen 111

Äußere Geräusche 113
Spasmen und Ticks 113
Sich aufdrängende Gedanken 114
Schlaf 118
Husten und Niesen 120
Das Unvermögen, bestimmte Muskelgruppen
zu entspannen 121
Ungewöhnliche Empfindungen während der
Entspannung 122
»Kontrollverlust« während der Entspannung 123
»Innere Erregung« 124
Das mangelnde Befolgen der Anweisungen 125
Übungsprobleme 127
Zu vermeidende Wörter und Formulierungen 128
Schlußwort über Probleme 129

10. *Wie man den Fortschritt eines Klienten feststellt* 131

Berichte und Fragen des Klienten 131
Kriterien während der Entspannungssitzung 132

11. *Hypnose, Medikamente und Entspannung* 135

Das Wesen der Entspannung 135
Hypnose 136
Medikamente 138

Anhang A 141

Inhaltsangabe für die Darlegung der Grundzüge 141

Anhang B 145

Entspannungsformeln 145

Literatur 147

*Ergänzungsteil zur klinischen Anwendung
der »progressiven Relaxation«* 151

Vorwort

Es kommen häufig Menschen zum Therapeuten, die zwar wissen, was sie tun sollten, aber nicht, wie sie es tun können. Viele Menschen wissen, daß sie sich entspannen sollten, aber — wie häufig in der Verhaltenstherapie — es ist ein Problem, selbst für intelligente Erwachsene, wie sie diese Aufgabe durchführen sollen. Da ist es verständlich, daß dieses Buch zunächst einen Beitrag für die gibt, die im klinischen Bereich arbeiten.

Als jemand, der über diesen Bereich sowohl geschrieben als auch unterrichtet hat, schätze und bewundere ich die in diesem Buch erreichte vollständige und sorgfältige Erfassung der Themen. Sowohl die Anordnung wie auch die Qualität des Inhalts sind ausgezeichnet. Jedoch sollte die Leichtigkeit des Lesens den Leser nicht dazu verleiten, eine von den Autoren als wichtig hervorgehobene Warnung zu ignorieren: Jeder Satz enthält eine wichtige Mitteilung. Zwar mag man durch flüchtiges Lesen einen allgemeinen Eindruck von der Bedeutung des Geschriebenen bekommen, ein guter klinischer Gebrauch dieses Handbuchs verlangt jedoch ein sorgfältiges Studium des ganzen Buches. Es enthält eine Fülle von Informationen, die auf neuester klinischer Erfahrung beruhen.

Die Entspannungsübungen können, wie in diesem Buch beschrieben, einmal als eigenständige Therapie, zum anderen als Teil eines komplexeren Vorgehens, wie es z. B. die systematische Desensibilisierung darstellt, verstanden werden. In beiden Fällen ist es notwendig, daß der Therapeut oder der

Wissenschaftler die Technik vollständig beherrscht. Es gibt viele Beispiele, wie man in Therapie und Forschung in nachlässiger Weise neue Methoden eingeführt hat, nur um eigene Methoden, wenn auch ungenaue, vorzuweisen. Darin zeigt sich die Gleichgültigkeit gegenüber den ausgezeichneten Leistungen anderer. Ein solches Vorgehen ist unentschuldbar, besonders da nun dieses Handbuch zur Verfügung steht. Da man nun eine sorgfältig zusammengestellte Anweisung, von der man ausgehen kann, hat, erübrigt es sich für den Therapeuten, selbst ein Programm zu entwerfen. Eine gute Technik sollte individuelle Unterschiede in der Anwendung aber durchaus zulassen, und es ist nichts dagegen einzuwenden, daß man über das Studium dieser Arbeit hinaus seine eigenen Fähigkeiten weiterentwickelt.

Eine Technik kann niemals reifliche Überlegung, Einfühlungsvermögen und Flexibilität ersetzen. In diesem Buch wird größter Wert darauf gelegt, die Eigenschaften und Fähigkeiten des Therapeuten genau zu beschreiben. Der Therapeut verfügt über ein gutes Fachwissen, strahlt Ruhe aus und hat Humor; er sollte sich auf den Klienten so weit einstellen können, daß er seine Methoden entsprechend den Reaktionen des jeweiligen Klienten ausrichten kann.

Dabei wird der Klient als aktiver und intelligenter Mensch gesehen. Es wird immer wieder betont, der Klient solle nicht passiv bleiben, sondern die jeweilige Technik selbst anwenden. Mit der Entspannung können spezifische physiologische Wirkungen erzielt werden, die sich auf den Klienten positiv auswirken. Diese Wirkungen können speziell in der therapeutischen Situation, bei der systematischen Desensibilisierung oder beim Interview, genutzt werden. Darüber hinaus können sie außerhalb der Therapie eingesetzt werden, um schwierige Situationen durchzustehen. Solche Situationen sind in der Realität schwieriger, als sie sich in Vorstellungen, wie sie in der systematischen Desensibilisierung gegeben werden, darstellen. Deshalb sollte man das Lernen in konkreten Situationen — Desensibilisierung in vivo — auch anwenden, solange der Grad ängstlicher Spannung nicht zu hoch ist. Ist der Klient erst einmal fähig, sich zu entspannen, selbst wenn er sich damit nur ablenkt, so hilft ihm dies, schon leichter mit einer Situation fertig zu werden. Dieser Erfolg kann für die Zukunft die Neigung zum Widerstreben und zu Vermeidungen sowie irrelevante Erregungen vermindern.

Die Sensibilität gegenüber eigenen Körperempfindungen ist Gegenstand wachsenden Interesses bei Fachleuten wie in der breiten Öffentlichkeit. Es ist schwer, Situationen zu finden, die den physiologischen Erregungszustand steigern oder senken. Dieses Handbuch jedoch geht darüber hinaus: Es zeigt nicht nur, wie man die einzelnen Niveaus der Erregung oder Spannung unterscheiden kann, sondern wie man sich dieses Wissen zunutze machen kann. Wenn erst der Wert des Gelernten für das Bewältigen von Situationen auch außerhalb der Therapie erkannt wird, ist zu erwarten, daß das Suchen systematisch, statt nur nach Zufall und Aktualität weitergeführt wird.

Die Autoren betonen verschiedentlich, daß die Entspannungsübungen kein Allheilmittel sind. Es gibt eine Reihe von Situationen, in denen Anspannung und Vorsicht angemessene Reaktionen sind, während in anderen nicht der physiologische Erregungszustand, sondern mangelnde geistige, körperliche oder soziale Fähigkeiten zum Problem werden. So können häufig Entspannungsübungen auch diagnostisch weiterführen. Hat man erst seine Reaktionen aufmerksam wahrzunehmen gelernt, so kann es einem auch gelingen, sie als Ausgangspunkt für spätere Reaktionen zu benutzen. Die Situationen, in denen die gelernten Entspannungsreaktionen versagen, sollten besonders aufmerksam untersucht werden. Man kann den Ursprung störender Reize, z. B. seiner eigenen physiologischen Reaktionen, zu einer echten Hilfe umändern, ein Vorgang, der auf das notwendige weitere Lernen hinweist. Ziel ist nicht ein Mensch ohne Spannungsgefühle, sondern ein zufriedener, sich selbst und der Außenwelt zugewandter Mensch. Wir versuchen, es den Menschen zu ermöglichen, mit ihrer Umwelt aktiv und wirkungsvoll fertig zu werden. Die Entspannung ist nicht allein Ziel, sondern sie ist — wenn sie beherrscht wird — auch Mittel zum Zweck.

Die Ziele des Klienten sind die Ziele für den Therapeuten. Dieses Buch bietet eine Methode an, die in ein umfassendes Therapieprogramm eingebaut und darin genutzt werden kann. Es bietet ein Hilfsmittel, nicht einen Selbstzweck, nicht einen Ersatz für Wissen, Einfallsreichtum und Einfühlungsvermögen. Douglas Bernstein und Thomas Borkovec leisten mit diesem klar geschriebenen, umfassenden und ausgewogenen Buch allen in Forschung und Praxis eine unschätzbare Hilfe. So wie der Klient die Entspannung als Zweck wie als Mittel für zusätzliche Ziele ansehen mag, so wird der Therapeut in diesem Buch Anweisungen finden, die er unmittelbar anwenden kann, wie auch eine Methode bekommen, die bei zukünftigen Weiterentwicklungen integriert werden kann.

Leonard P. Ullmann

Die Autoren möchten sich sowohl für die wertvollen Hinweise von Dr. Gordon Paul, die er schon bei der Vorbereitung des Manuskripts gab, als auch für die fachmännische Unterstützung durch Dr. Donald T. Shannon bedanken. Dankbar erkennen wir die Hilfe von Phyllis Holmen, Mary Borkovec und Sue Robinson bei der Herausgabe und die wissenschaftliche Unterstützung durch Kathy Singerman an.

1. Einleitung

Die moderne Pyschotherapie ist in einem neuen Stadium, in dem eine große Vielfalt empirisch begründeter Techniken entwickelt und angewandt werden. Ältere Techniken sind verfeinert worden. Neuere Techniken, von denen viele aus der modernen Lerntheorie stammen, haben sich herausgebildet. Sowohl ältere wie neuere Techniken werden quantifiziert, überprüft und miteinander wissenschaftlich im Gruppendesign verglichen. Zum ersten Mal seit dem Beginn moderner Therapie mit Freud fangen wir an, nach der Wirksamkeit verschiedener Behandlungsstrategien zu fragen und diese Fragen zu beantworten.

HAUPTSÄCHLICHER ZWECK DIESES HANDBUCHS

Eine dieser Techniken, die in den späten dreißiger Jahren entstand, ist die progressive Muskelentspannung. Es ist das hauptsächliche Ziel dieses Handbuchs, das nötige Verhalten des Therapeuten genau zu beschreiben, um diese Entspannungstechnik wirksam anwenden zu können. Dieses Buch soll nicht zur Selbstentspannung benutzt werden. Vielmehr sollte das hier gegebene Material von Therapeuten verschiedenster Arbeitsgebiete — Sozialarbeit, pastorale Beratung, Krankenpflege wie auch Psychologie und Psychiatrie — genutzt werden, um die Klienten Entspannung zu lehren.

Um dieses Ziel zu erreichen, sollte das Buch sorgfältig und ganz gelesen werden. Schlecht beraten und verantwortungslos wäre, wer nur einige der hier aufgezeigten Grundverfahrensweisen oberflächlich kennen würde, ohne die Komplexität der Technik, die Grenzen ihrer Anwendbarkeit und die Probleme, die bei ihrer Benutzung auftauchen können, zu würdigen. Jedes Kapitel wurde aus der Überlegung aufgenommen, daß es zum Verständnis der Entspannungstechnik notwendig sei, und jedes Kapitel sollte daher auch genau durchgegangen werden, bevor man versucht, sie anzuwenden.

Der Gebrauch dieses Handbuchs in der Forschung

Ein zweites Ziel dieses Handbuchs ist seine Verwendung in der Forschung. Es gibt nur wenige Handbücher, die im einzelnen das genaue Vorgehen beim Entspannungstraining beschreiben. Daher entwickelt jeder Untersucher sein eigenes Kurzhandbuch, um in etwa das experimentelle Vorgehen zu standardisieren. Aber es passiert manchmal, daß die Ergebnisse einiger Untersuchungen deshalb wertlos sind, weil das Vorgehen nicht detailliert genug oder falsch beschrieben wurde. Und wenn Untersucher Vorgehensweisen anwenden, die erheblich voneinander abweichen (wie in der Zeitgebung, den Erklärungen oder den verwendeten Muskelgruppen), auch wenn alle diese Verfahrensweisen eine »echte« Entspannung herbeiführen, so können dennoch nicht die Ergebnisse der einen Untersuchung mit denen der anderen verglichen werden. Wir erhoffen uns, daß der sorgfältige und weit verbreitete Gebrauch dieses Handbuchs in der Forschung zu zuverlässigeren und vergleichbareren experimentellen Untersuchungen dieser Techniken führt.

Wie schon oben erwähnt, haben viele Untersucher zur Entspannung ihrer Versuchspersonen erheblich voneinander abweichende Verfahren angewendet. Solche Abweichungen bestanden in der nur für Training benutzten Zeit während einer Therapiesitzung, der Gesamtzahl der Übungssitzungen, der Abfolge der Muskeln, die im Spannungs-/Entspannungszyklus benutzt wurden, der Dauer von Spannung und

Entspannung, der Zahl der Spannungs-/Entspannungszyklen, die an jeder Muskelgruppe angewendet wurden, und dem Einsetzen von Suggestion, um die Entspannung zu erleichtern. Das Vorgehen, wie es in den Kapiteln 6 und 7 dargestellt ist, zeigt eine der für diese Variablen möglichen Kombinationen. Diese Kombination wurde auf Grund unserer Erfahrung mit ihr ausgesucht, z. B. wegen ihrer Leistungsfähigkeit (was die für das Training benötigte Zeit anbelangt) und wegen ihrer Wirksamkeit (was die Erfolgsquote bei verschiedensten Klienten betrifft). Leider gibt es nur wenige Untersuchungen über die beste Kombination dieser Variablen; im gesamten Buch werden gute alternative Möglichkeiten angeboten. Ganz allgemein empfiehlt es sich, bei Verwendung dieses Handbuchs in der Forschung den Standard-Methoden zu folgen.

Die Verantwortung des Therapeuten

Auch wenn man das Vorgehen bei Entspannungsübungen genau darlegen, erklären, aneinanderreihen und daher behalten kann, sollte der Therapeut nicht andere klinische Möglichkeiten verwerfen und den Klienten nach Schema behandeln. Der Erfolg jedweder Technik hängt von dem Geschick des Therapeuten ab, das Vertrauen und die Mitarbeit des Klienten zu gewinnen. Folglich ist es bei einer wirksamen Entspannungsübung unumgänglich, zu dem Klienten eine gute und verständnisvolle Beziehung aufzubauen. Für die progressive Muskelentspannung braucht man, wie für die meisten anderen Therapien auch, eine geeignete Darbietungsweise, um all ihre Möglichkeiten zur Geltung zu bringen. Wir hoffen, daß die progressive Muskelentspannung nicht mechanisch in einer gefühlsneutralen Umgebung angewandt wird; vielmehr sollte sie ein Teil der gemeinsamen Bemühung von Therapeut und Klient sein, dem Klienten in der Atmosphäre einer positiven therapeutischen Beziehung neue Wege für sein bzw. ihr Handeln zu eröffnen.

2. Grundlagen des Entspannungstrainings

GESCHICHTE DES ENTSPANNUNGSTRAININGS

Die Geschichte des Entspannungstrainings läßt 2 Phasen erkennen. Die erste Phase begann mit Edmund Jacobsons Pionierleistung, der 1934 eine physiologische Methode entwickelte, um Angst und Spannung anzugehen. Die zweite Phase wurde von Joseph Wolpe eingeleitet, der Jacobsons Vorgehen änderte und es in ein systematisches Behandlungsprogramm einbaute.

Edmund Jacobson

Jacobson begann 1908 sein Werk an der Harvard Universität. Seine frühen Untersuchungen führten ihn zu der Schlußfolgerung, daß bei Spannungsgefühl eine Muskelkontraktion beteiligt ist, daß diese Spannung auftrat, wenn jemand von »Angst« berichtete, und daß diese Angst durch Behebung der Spannung beseitigt werden konnte. Die muskuläre Entspannung, d. h keinerlei Muskelkontraktion mehr, wurde als der direkte physiologische Gegensatz zur Spannung erkannt und war daher die logische Behandlung für alle vorwiegend gespannten und ängstlichen Menschen. Er entdeckte, daß durch systematische Anspannung und Entspannung verschiedener Muskelgruppen und durch den Lernvorgang, sich auf die daraus resultierenden Gefühle der Spannung und Entspannung zu konzentrieren und sie zu unterscheiden, jemand fast völlig alle Muskelkontraktionen beseitigen und das Gefühl tiefer Entspannung erleben kann. Der Höhepunkt dieser Studien war »Progressive Muskelentspannung« (1938), eine technische Beschreibung seiner Theorie und seines Vorgehens. Vier Jahre früher war »You must Relax« erschienen, eine Fassung für Nichtfachleute. Von 1936 bis etwa 1960 führte Jacobson seine Untersuchungen am Laboratorium für klinische Physiologie in Chicago fort. Bis zum Jahre 1962 umfaßte die Grundverfahrensweise der Entspannung 15 Muskelgruppen. Jede Gruppe wurde in 1 bis 9 einstündigen täglichen Sitzungen vorgenommen, bevor zur nächsten Gruppe weitergegangen wurde. Insgesamt waren es 56 Sitzungen systematischen Übens.

Joseph Wolpe

Die zweite Phase der Entwicklung dieser Technik begann mit Joseph Wolpes Arbeiten über die Gegenkonditionierung von Furchtreaktionen 1948. Seine frühen Untersuchungen an Katzen zeigten, daß eine konditionierte Furchtreaktion durch das Hervorrufen einer unvereinbaren Reaktion während schrittweiser Darbietung des gefürchteten Reizes abgebaut werden kann. Die unvereinbare Reaktion wird die Furchtreaktion so lange, wie sie intensiver ist als letztere, hemmen. Bei seiner Suche nach einer beim Menschen leicht einzuführenden, unvereinbaren Reaktion stieß Wolpe auf die Techniken, wie sie in Jacobsons progressiver Muskelentspannung beschrieben sind. Er sah in der Entspannung als dem physiologischen Gegensatz zur Spannung die ideale Reaktion für sein Programm der Gegenkonditionierung. Jedoch ergaben sich wegen des hinderlichen Zeitaufwandes, der für Jacobsons Entspannungstraining nötig ist, zwei Entwicklungen: 1. die Einführung von stufenweiser Darbietung zuerst wirklicher, später vorgestellter gefürchteter Reize und 2. die Abänderung des Entspannungstrainings.

Die letzte Änderung führte zu einem Übungsprogramm mit sechs 20minütigen Trainingssitzungen und täglichen zweimal 15minütigen Übungen zu Hause. Wolpes Vorgehen ähnelte dem von Jacobson bezüglich Anspannung und Entspannung von Muskelgruppen, um eine tiefe Entspannung zu erreichen. Jedoch bestimmte der Therapeut durch mündliche Anweisungen während der Trainingssitzungen das gesamte Vorgehen. Wolpes Therapeuten arbeiteten mit Suggestion und sogar Hypnose, um die Wahrnehmung der Körpergefühle zu erleichtern. Wolpes Arbeit ist in zweifacher Hinsicht bedeutungsvoll. Erstens verringerte die Entwicklung eines wirksameren Entspannungstrainings den Zeitanteil, den das Training im Rahmen einer Therapie benötigte. Zweitens verlagerte sich der Schwerpunkt der Behandlung von der eigentlichen Angstreaktion auf die Bedingungen, unter denen Angst überhaupt auftrat. Sicherlich könnte man bis zu 200 Sitzungen mit einem Training nach Jacobson verbringen und eine klinische Besserung erzielen. Aber Angst stellt oft eine erlernte Reaktion auf einen bestimmten Reiz dar und wird am wirkungsvollsten beseitigt, indem man eine unvereinbare Reaktion findet (z. B. Entspannung) *und* die angstauslösende Situation untersucht. Statt viel Zeit auf das Erlernen der angepaßten Entspannungsreaktion zu verwenden, wie bei Jacobsons Methode, verkürzte Wolpe das Vorgehen und benutzte die Therapie vorwiegend dazu, ein strukturiertes, situationsspezifisches Lernprogramm aufzustellen, in dem die Entspannung nur *ein* Gesichtspunkt war. Dieses besondere Behandlungsprogramm, das als systematische Desensibilisierung bekannt wurde, ist in Wolpes Buch »Psychotherapy by Reciprocal Inhibition« (1958) beschrieben.

JETZIGER STAND DES PROGRESSIVEN
MUSKELENTSPANNUNGS-TRAININGS

Seit Wolpes erster Abänderung von Jacobsons Vorgehen zeichnen sich folgende Tendenzen im Entspannungstraining ab:
1. Spezifizierung wirksamer Trainingsbedingungen,
2. verfeinerte Meßmethoden für die physiologischen Wirkungen der Entspannung und

3. Bestimmung der Verhaltensauffälligkeiten, die sich am besten mit Entspannungstraining angehen lassen.

Leider führte die erste Tendenz zu einer Flut von Varianten im Vorgehen, deren verschiedene Wirksamkeit nicht sorgfältig untersucht wurde. Darüber hinaus weisen viele Trainingsanweisungen erhebliche Mängel bezüglich der detaillierten Beschreibung des Vorgehens wie auch bezüglich klinischer Einfühlung auf. Wenn auch von Anleitungen, die für begrenzte experimentelle Programme entworfen worden waren, nicht mehr erwartet werden konnte, so besteht doch die Gefahr, daß diese für die Forschung geschriebenen Anleitungen klinisch angewendet werden.

Die zweite Tendenz führte in gewissem Umfang zu gesichertem empirischen Wissen. Jacobson hatte gezeigt, daß nach seinem Entspannungstraining die Pulsfrequenz und der Blutdruck sinken. Zu Beginn der sechziger Jahre zeigte eine Reihe von Untersuchungen eine Senkung der Leitfähigkeit der Haut und der Atemfrequenz als Folge des Wolpeschen Muskelentspannungstrainings. Später fand Paul in einer sorgfältig kontrollierten Studie, daß eine Gruppe von Versuchspersonen, die ein Training zur Muskelentspannung erhalten hatte, eine stärkere Abnahme der subjektiv empfundenen Spannung, der Herzfrequenz, Atemfrequenz und Muskelspannung aufwiesen als eine Gruppe, die einfach gebeten worden war, sich zu entspannen.

Die dritte Tendenz wirft Fragen bezüglich der Anwendung und der Ausweitung der Technik auf. Sobald eine neue Behandlungsmethode »entdeckt« wird, folgen typischerweise implizit oder explizit Behauptungen, man könne damit jedes Problem behandeln. Wenn dann zureichende Forschungsergebnisse gesammelt sind, verschwindet der Enthusiasmus, und es beginnt die harte Arbeit, die Eignung der Technik und ihren Stellenwert innerhalb einer vollen Behandlungsstrategie herauszufinden. Das Entspannungstraining befindet sich gerade in dieser Phase.

Gegenwärtig gibt es aus Einzelfallstudien genügend Befunde, um das generelle Spektrum von Problemvorhalten anzugeben, für das Entspannung wirkungsvoll eingesetzt werden kann; diese Probleme werden in Kapitel 3 angesprochen. Für den Einsatz progressiver Muskelentspannung innerhalb bestimmter Behandlungspläne bleiben viele Entwicklungsmöglichkeiten offen. So wird Entspannung eingesetzt bei 1. Wolpes systematischer Desensibilisierung als mit Angst unvereinbare Reaktion, 2. bei der verdeckten Sensibilisierung (covert sensitization)* zur Förderung gerichteter Aufmerksamkeit und klarer Vorstellung, 3. bei der differentiellen Entspannung als Ausgangsbasis, um über den ganzen Tag hin die Spannung zu senken (siehe Kapitel 8), und (4) in der Technik der Angstentlastung als eine an ein angstbeendendes Schlüsselwort konditionierte, zusätzliche angenehme Reaktion. Das Experimentieren mit Entspannung als einer Komponente in anderen Behandlungsprogrammen geht weiter, und es ist zu hoffen, daß zukünftige Forschung klarer die ganze Reichweite ihrer Anwendung herausarbeiten wird.

FORSCHUNG AUF DEM GEBIET DES ENTSPANNUNGSTRAININGS

Es gibt mindestens zwei Gründe, warum ein Therapeut einige der experimentellen Untersuchungen über progressive Muskelentspannung berücksichtigen sollte. Zunächst ist es sowohl für die Kollegen wie für die Klienten wichtig zu zeigen, was man mit Entspannung erreichen kann. Lediglich die Ergebnisse kontrollierter Forschung berechtigen zu dem Vertrauen, daß wir tatsächlich wirksame Techniken bei den Klienten anwenden. Weiterhin könnten aus solchen Untersuchungen andere mögliche Forschungsbereiche oder Verbesserungen nahegelegt und das beste Vorgehen für Experimente herausgefunden werden. Die unten folgende Darlegung ist keine erschöpfende Wiedergabe von Studien über die progressive

---

* Cautela, J. R. Covert Sensitization. Psychological Reports, 1967, Vol. 20, 459–468. Cautela, J. R. Treatment of Compulsive Behavior by Covert Sensitization. Psychological Record, 1966, Vol. 16, 33–41.

Muskelentspannung; eine solche Übersicht ginge über die Absicht dieses Buches hinaus. Die vier ausgewählten Untersuchungen repräsentieren vielmehr die jüngere, kontrollierte Forschung über die Wirkung der progressiven Muskelentspannung auf das physiologische Reaktionssystem und das subjektive Empfinden.

Paul und seine Mitarbeiter haben in einer Reihe von Untersuchungen über die Wirkung des Entspannungstrainings berichtet (1969a, 1969b, 1969c, 1970). In der ersten (Paul 1969a) überprüfte der Untersucher, in welchem Ausmaß Entspannungstraining die physiologische Erregung und das subjektive Mißempfinden verminderte, und es zeigten sich Wirkungen, die sich von denen der Hypnose und von Kontrollverfahren unterschieden.

Vergleichende Untersuchungen über die Wirkungen von Entspannungstraining

Die an dem Experiment teilnehmenden 60 College-Studentinnen mußten sich 2 halbstündigen experimentellen Sitzungen mit identischer Verfahrensweise unterziehen. Sie durften 7 Tage lang keinen Kontakt untereinander haben. Ein Drittel der Versuchspersonen wurden in progressiver Muskelentspannung trainiert, ein Drittel erhielt Hypnose, die Entspannung bewirken sollte, und die verbleibende Kontrollgruppe wurde einfach gebeten, still zu sitzen und sich zu entspannen.

Abhängige Messungen umfaßten ein Angst-Eigenrating vorher und nachher (The Anxiety Differential; Husek und Alexander, 1963) und Messung der physiologischen Erregung (Muskelspannung, Herzfrequenz, Hautleitfähigkeit, Atemfrequenz), abgeleitet in fünf Perioden der gesamten Sitzungen.

Die Ergebnisse zeigten, daß in jeder Sitzung Unbehagen und Erregung signifikant abnahmen und, wichtiger noch, signifikante Unterschiede zwischen den drei Gruppen in allen Maßen mit Ausnahme der Hautleitfähigkeit. Während der ersten Sitzung führte die progressive Muskelentspannung zu größerer Entspannung (gemessen auf allen Meßebenen) als die Kontrollverfahrensweise. Die progressive Muskelentspannung senkte die Herzfrequenz und Muskelspannung mehr als die Hypnose; Hypnose senkte stärker als das Kontrollverfahren die Atemfrequenz und die subjektive Angst. Während der zweiten Sitzung wiederholten sich die Ergebnisse, abgesehen von zusätzlicher Herabminderung der Herzfrequenz und Muskelspannung bei der Hypnosegruppe im Vergleich zu den Kontrollpersonen. Insgesamt, so folgert Paul, ist die progressive Muskelentspannung der durch Hypnose und Eigeninstruktion herbeigeführten Entspannung überlegen. Folgerungen aus dieser Untersuchung sind wichtig für die Diskussion im Kapitel 11: Hypnose oder progressive Muskelentspannung.

Der mögliche Einfluß von Persönlichkeitsmerkmalen

In seinem zweiten Bericht (1969b) versuchte Paul die Beziehung zwischen erfolgreicher Entspannung und verschiedenen Persönlichkeitsmerkmalen aufzuzeigen, was möglicherweise wichtig ist, um die Ansprechbarkeit eines Individuums auf eine bestimmte Technik vorherzusagen. Die Versuchspersonen der vorigen Studie (Paul 1969a) erhielten vor den experimentellen Maßnahmen die »Pittsburgh Social Extraversion-Introversion and Emotionality Scales« (Bendig 1962). Diese Persönlichkeitsscores wurden später mit der subjektiven Angst und den genannten physiologischen Maßen korreliert. Zusätzlich wurden die Versuchspersonen vor und nach jeder der experimentellen Sitzungen gebeten, sich eine neutrale und dann eine ängstigende Szene vorzustellen. Damit wollte man herausfinden, welche Wirkung Entspannung, Hypnose und das Kontrollverfahren auf die physiologische Ansprechbarkeit durch ängstigende Vorstellungen haben.

Zum größten Teil waren die Korrelationen der Persönlichkeitsskalen mit der selbst angegebenen Angst, den physiologischen Reaktionen während des Trainings und den Reaktionen während der ängstigenden Vorstellung innerhalb jeder einzelnen Gruppe (Entspannung, Hypnose, Kontrollgruppe) und zwischen den drei Bedingungen nicht signifikant. Paul schloß daraus, daß die Reaktionsbereitschaft auf Entspannung oder Hypnose nicht von den Persönlichkeitsdimensionen Extraversion und Emotionalität abhängig ist.

Natürlich gibt es andere Charakteristika bei Klienten, die sehr bedeutungsvoll für den Erfolg des Entspannungstrainings sein können. Einige davon, wie Alter oder körperliche Behinderungen, werden in Kapitel 3 besprochen. Aber sogar in relativ homogenen Klientengruppen findet der erfahrene Trainer große individuelle Unterschiede, was die Tiefe der Entspannung, die Schnelligkeit des Fortschritts und die schließlich erreichte Übung im Entspannen anbelangt. Viele dieser Unterschiede sind zweifellos vom Verhalten des Therapeuten, kleinen Abweichungen im Vorgehen und der Motivation des Klienten abhängig; jedoch ist der Einfluß auch anderer Faktoren beim Klienten vorhanden, und es eröffnet sich hier ein fruchtbares Feld für die Forschung. So müßten wir z. B. mehr darüber wissen, inwieweit der Erfolg in der Entspannung von der Fähigkeit des Betreffenden abhängt, interne Empfindungen gezielt wahrzunehmen (und wie man diese Fähigkeit messen kann). Wie der Leser noch sehen wird, ist dies Verhalten ganz wichtig, um die Fähigkeit, sich zu entspannen, zu erwerben. So ist es wohl richtig, wenn man annimmt, daß unterschiedliche Fähigkeiten hierin sehr wahrscheinlich Unterschiede im Trainingsergebnis nach sich ziehen.

Entspannung und ängstigende Vorstellung

In der dritten Studie von Paul (1969c) wird versucht, den Nutzen der progressiven Muskelentspannung für die Abschwächung physiologischer Reaktionen auf ängstigende Vorstellungen abzuschätzen. Die Daten über die Vorstellung wurden an denselben 60 Versuchspersonen erhoben und die angegebenen physiologischen Reaktionen auf ängstigende vorgestellte Szenen vor und nach dem Training analysiert. Die Erregung als Reaktion auf die Vorstellung nahm zu bei der Kontrollgruppe und nahm ab bei der Hypnose- und Muskelentspannungsgruppe. Die beiden letzten Gruppen zeigten eine signifikant niedrigere physiologische Reaktion als die Kontrollgruppe. Die Gruppe mit progressiver Muskelentspannung zeigte zwar die stärkste Abnahme der Reaktion, der Unterschied zur Hypnosegruppe war jedoch statistisch nicht signifikant. Entspannung (progressive Muskelentspannung oder Hypnose) bewirke, so schließt der Autor, eine Hemmung der physiologischen Reaktion auf ängstigende Vorstellungen.

Darbietung nach Tonband oder in Wirklichkeit

In der vierten und jüngsten Untersuchung (Paul und Trimble 1970) dieser Reihe wird die Wirksamkeit von Darbietung mittels Tonband gegenüber Live-Darbietung (durch den Therapeuten selber) des Entspannungstrainings geprüft. 30 College-Studentinnen wurden einer von drei Behandlungsarten zugeteilt: Progressive Muskelentspannung, durch Hypnose induzierte Entspannung und Eigenentspannung (Kontrollgruppe). Vorgehen und Meßverfahren waren mit denen der vorhergehenden Untersuchungen identisch, ausgenommen, daß das ganze Training über auf Tonband gesprochene Instruktionen durchgeführt wurde (Therapeut abwesend). Die Daten dieser durch Tonband angewiesenen Gruppe wurden dann mit denen der früheren Untersuchungen verglichen.

Die Datenanalyse wurde auf die zweite experimentelle Sitzung beschränkt, da in den vorhergehenden Studien hier die größten Unterschiede zwischen den Behandlungsarten gefunden worden waren. Entsprechend den Daten ist die progressive Muskelentspannung vom Tonband der direkt vom Therapeuten gegebenen signifikant unterlegen. Dieser Befund war nachweisbar bei der Herzfrequenz, der Muskelspannung und der Reaktion auf ängstigende Vorstellungen (die Differenz in der Atemfrequenz erreichte fast Signifikanz).

Tonband- und Therapeutendarbietung waren lediglich hinsichtlich der subjektiven Angaben gleich. Keinerlei signifikante Unterschiede ergaben sich zwischen Tonband- und Therapeutendarbietung bei Hypnose und in den Kontrollbedingungen.

Auf Grund dieser Ergebnisse und den ungenügenden Daten, die für eine Tonbanddarbietung sprechen, raten wir dringend davon ab, solch ein Vorgehen in Forschung oder Klinik zu praktizieren (bis nachgewiesen ist, daß ganz bestimmte Tonbänder so wirksam sind wie eine Therapeutendarbietung). Verläßliche Folgerungen über Entspannungseffekte sind für die Forschung durch die Befunde von Paul und Trimble (1970) begrenzt worden, da sie zeigen, daß nur wenig wahrscheinlich eine wirkliche Entspannung auftritt. In der Klinik wird der Klient wahrscheinlich weder eine tiefe muskuläre Entspannung erreichen, noch wird eine unpersönliche Technik, wie sie die Tonbanddarbietung darstellt, die Motivation des Klienten oder sein/ihr Vertrauen zum Therapeuten fördern.

Weitere Forschung

Auf Grund der aus gut kontrollierten Untersuchungen verfügbaren Befunde wissen wir einiges über 1. die allgemeinen subjektiven und physiologischen Wirkungen der progressiven Muskelentspannung, 2. die spezifische Wirkung der Entspannung auf die Reaktion auf ängstigende Vorstellung und 3. die Unterschiede zwischen den beschriebenen Wirkungen, soweit sie durch Tonband oder den Therapeuten dargeboten werden, sei es bei der progressiven Muskelentspannung, Hypnose oder Selbstentspannung. Leider ist über die besprochenen Untersuchungen hinaus nur wenig auf dem Gebiet der progressiven Muskelentspannung geforscht worden. Es wurden zwar eine Reihe von Studien veröffentlicht, in denen die Rolle der Entspannung als eines Faktors in der systematischen Desensibilisierung dargestellt wird (z. B. Rachman

1965, Lomont und Ewards 1967, Cooke 1968, Folkins, Evans, Opton und Lazarus 1968, Johnson und Sechrest 1968, Rachman 1968, Zeisset 1968, Laxer, Quarter, Kooman und Walker 1969, Laxer und Walker 1970)*, aber über die Anwendung von Entspannung allein auf Verhaltensprobleme gibt es so gut wie keine Veröffentlichung (siehe Kapitel 3). Weiter unten werden wichtige Studien zusammengefaßt, es sollte jedoch erwähnt werden, daß die darin benutzte Entspannung mehr der hypnotischen Technik als der progressiven Muskelentspannung ähnelt. Sie sind hier aufgenommen, einmal weil es über die progressive Muskelentspannung für sich genommen kaum Forschung gibt, und zum anderen, weil Pauls Untersuchung nahelegt, daß die progressive Muskelentspannung ähnliche Effekte erzielt hätte, die sich lediglich im Ausmaß unterschieden hätten.

Die Wirkung der Entspannung auf die Gedächtnisleistung

Straughan und Dufort (1969) untersuchten die Auswirkung der verbal eingeleiteten Entspannung auf das verbale Lernen und die Gedächtnisleistung von Versuchspersonen mit niedriger und hoher Angst. Die Aufteilung auf die Gruppen wurde nach den Scores des Minnesota Multiphasic Personality Inventory vorgenommen. Die Versuchspersonen wurden einer von vier Behandlungsarten zugeordnet: 1. Entspannung vor dem Lerndurchgang, 2. Entspannung vor der Wiedergabe, 3. Entspannung sowohl vor dem Lerndurchgang als auch vor der Wiedergabe und 4. keine Entspannung. Die Hälfte jeder Gruppe hatte eine leichte Wortpaar-Assoziationsliste zu lernen, die andere Hälfte eine schwere. Die Gedächtnisleistung wurde sofort geprüft, nachdem die Liste dargeboten war, und erneut 48 Stunden später. Als abhängiges Maß wurde die Latenz (die Zeit zwischen Frage und Antwort) benutzt; die

---

* Aus diesen Studien kann allgemein gefolgert werden, daß die progressive Muskelentspannung die Beseitigung der Angst bei der Desensibilisierung erleichtert, aber nicht dafür notwendig ist.

Untersucher fanden, daß die Entspannungswirkung vom Grad der Angst abhängig ist. Beim sofortigen Abfragen bewirkte die Entspannung schnellere Reaktionen bei sehr ängstlichen Versuchspersonen und langsameres Reagieren bei den wenig ängstlichen, wenn man den Vergleich zu nicht entspannten Versuchspersonen mit demselben Grad von Angst zieht. Die Wirkung der Entspannung war deutlicher bei der schweren als bei der leichten Liste. Bei der verzögerten Abfrage reagierten entspannte, sehr ängstliche Versuchspersonen wiederum schneller und entspannte, wenig ängstliche langsamer im Vergleich zu nicht entspannten Kontrollpersonen. Weiter, Entspannung vor dem Lerndurchgang erhöhte die Wirkung, verglichen mit Entspannung vor der Wiedergabe.

Diese Ergebnisse enthalten zwei wichtige Aussagen. Erstens sollte der Therapeut sich darüber klar sein, ob er/sie es mit einem ängstlichen Klienten zu tun hat, bevor er die Entspannung anfängt (siehe Kapitel 3). Zweitens wird sehr wahrscheinlich alles an verbalem Lernen, was in traditionellen verbalen Therapien stattfindet, sowohl von dem Grad der Angst des Klienten als auch von der angenehmen Atmosphäre, die der Therapeut durch Entspannung oder in anderer Weise herbeiführt, beeinflußt. (Dies eröffnet ein wichtiges Forschungsgebiet, das direkt zum Entspannungsverfahren Bezug hat.)

Hilfe für psychotische Kinder

Graziano und Kean (1968) berichten über einen der wenigen Versuche, entspannungsähnliche Verfahren bei psychotischen Kindern einzusetzen. Durch operante Belohnung sozialen Verhaltens bei vier autistischen Kindern konnten sie zwar die Intensität und Dauer von Wutanfällen verringern, kaum jedoch die Häufigkeit beeinflussen. Eine starke Erregung und Spannung in der Reaktion auf geringste Anlässe schienen vor den Ausbrüchen aufzutauchen. Deshalb führte man ein kurzes, stark strukturiertes Entspannungstraining durch. Dabei mußten sich die Kinder einfach hinlegen, während die Untersucher ihnen leicht Arme, Beine und Nacken massierten und sie gleichzeitig dazu anhielten, leicht zu atmen und zu entspannen. Entspanntes Verhalten wurde während der Sitzungen belohnt. Wie die Untersucher berichten, lernten die Kinder in 105 kurzen Sitzungen, während dieser Sitzungen ruhig und entspannt zu sein. Außerhalb der Sitzungen verloren sich die Ausbrüche völlig.

Aus der Studie ist nicht zu beweisen, ob die Wirkung auf Grund der häufiger möglich gewordenen Belohnung oder auf Grund der Entspannung eingetreten war. Dagegen bei einem überaktiven Jugendlichen wurden nur die Standard-Verfahren zur Entspannung angewandt. Dieses Kind war ebenfalls in einem operanten Programm zur Verhaltensmodifikation, jedoch hatte man es in mehreren Monaten nicht geschafft, durch Belohnung von nicht überaktivem Verhalten die hastige, undeutliche Sprache und die ruckartigen Körperbewegungen des Kindes zu beeinflussen. Das Entspannungstraining allein, ohne spezielle Belohnung für entspanntes Aussehen oder entsprechende Berichte, führte nach Angaben des Personals zu einer Verminderung des auffälligen Verhaltens. Die Notwendigkeit von kontrollierten Gruppenstudien über die Wirkung von Entspannung auf überaktive und/oder aggressive Kinder ist offensichtlich.

Fallstudien über Schlaflosigkeit

Kahn, Baker und Weiss (1968) haben über autogenes, selbstinduziertes Entspannungstraining in der Behandlung von College-Studenten mit Schlaflosigkeit berichtet. Zwei Wochen lang wurden jede Woche 2 halbstündige Übungsstunden in Gruppen gegeben. Interviews nach den Übungen zeigten, daß 11 von 13 Personen gebessert waren. Von den 10 Personen, die vorher die Zeit bis zum Einschlafen eingeschätzt hatten, berichteten alle über eine verkürzte Einschlafzeit. Nach 10 Wochen hatten noch 7 der Studenten weniger Schwierigkeiten als vor dem Training, einer war rückfällig und 5 konnten regelmäßig innerhalb 10 Minuten einschlafen. Nach einer 11-Monats-Katamnese schließlich gaben 11 der 12 befragten Personen an, besser als vorher zu schlafen. Für diese Ergebnisse gibt es eine Reihe anderer Erklärungsmöglichkeiten als die Entspannung allein: Placebo- und Erwartungseffekte, Reifungsprozesse, Erfahrungen außerhalb der Therapie, statistische Regression u. a. (Campbell und Stanley 1963). Die Untersuchung ist auch kritisiert worden, weil sie 1. Entspannung mit Charakteristiken der Rogerschen Gesprächstherapie in Interview und Anforderung vermischt und 2. nur die eigenen Angaben der Versuchspersonen als Maß der Veränderung benutzt (Eisenman 1970).

Ein Fall schwerer Schlafstörung ist von Geer und Katkin (1966) erfolgreich mit Entspannung und systematischer Desensibilisierung behandelt worden. Nach mehreren Sitzungen mit Entspannungsübungen wurde die Klientin einer Desensibilisierung mit einem einzigen Item unterzogen: sie stellte sich in entspanntem Zustand wiederholt vor, wie sie einzuschlafen versucht. Wie die Untersucher selber betonen, wissen sie nicht, ob die Desensibilisierung über die Entspannung hinaus zusätzlich hilfreich war.

Nur wenige Angaben über die psychologische Behandlung von Schlaflosigkeit sind verfügbar und enthalten unkontrollierte Versuchspläne. Wenn auch Fallstudien eine wirksame Veränderung durch Entspannung o. ä. nahelegen, brauchen wir doch kontrollierte Untersuchungen, um eine sichere Aussage machen zu können.

Kontrollierte Forschung über Schlafstörungen

Der zweite Autor dieses Buches begann im September 1971 eine Vorstudie, um zu prüfen, ob eine großangelegte Erforschung von Schlafstörungen bei College-Studenten ratsam sei. Durch Gruppentestung von 650 Studenten der Universität Iowa, die einen Einführungskurs für Psychologie belegt hatten, fand man zur damaligen Zeit 18%, die meinten, Schlafstörungen zu haben. Diese waren auch bereit, freiwillig bei einer Untersuchung über Behandlungsmethoden für die Besserung von Schlafstörungen mitzuarbeiten. Im Herbst 1972 wurde eine genauere Häufigkeitsangabe über die Einschlaf-Latenz (die Zeit vom Beginn der Schlafsituation bis zum Einschlafen) erreicht:

Zahl der Minuten bis zum Schlafbeginn	Zahl der Studenten	% der Studenten
1—5	53	10,2
6—10	133	25,6
11—15	122	23,5
16—20	68	13,1
21—25	23	4,4
26—30	40	7,7
31—45	58	11,1
46—60	14	2,7
61—90	4	0,8
91—120	3	0,6
120+	1	0,2

Weil Paul (1969a) eine unterschiedliche Verminderung physiologischer Erregung unter progressiver Muskelentspannung, Hypnose und Selbstentspannung gefunden hatte, prüfte die Anfangsstudie die Wirksamkeit dieser drei Techniken auf die Besserung von Schlafstörungen (Borkovec und Fowles 1973). Studentinnen mit Schlafstörungen wurden nach folgenden Kriterien ausgesucht: 1. durchschnittliche Latenz von mehr als 30 Minuten bis zum Einschlafen, 2. keine Medikamenteneinnahme und 3. derzeit keine anderweitigen Therapien. 40 Versuchspersonen erhielten eine Batterie von täglichen Schlaf-Fragebogen mit der Anweisung, sie jeden Morgen nach dem Erwachen auszufüllen und damit bis 1 Woche nach der letzten Sitzung fortzufahren. Gemäß dem Anfangsinterview wurden die Versuchspersonen innerhalb der Gruppen gleicher Anfangsstörung auf die drei Entspannungsverfahren zufallsverteilt (alle ähnlich denen von Paul 1969a) oder einer Warteliste ohne Behandlung zugeteilt. Vier fortgeschrittene Studenten dienten als Therapeuten und jeder behandelte Versuchspersonen aus allen drei Bedingungen individuell. Jede Versuchsperson erhielt drei einstündige Therapie-Sitzungen und wurde aufgefordert, die Entspannungstechniken kurz vor dem Zubettgehen auszuführen. Alle drei Behandlungsgruppen gaben eine signifikante Besserung nach der Therapie an, die Nicht-Behandlungsgruppe zeigte dagegen keine Veränderung. Die progressive Muskelentspannung und die Hypnose erbrachten beide signifikant größere Besserung als die Kontrollgruppe. Selbstentspannung unterschied sich von den anderen Entspannungstechniken in der Wirksamkeit kaum.

Diese erste kontrollierte Untersuchung über Schlafstörungen bestätigte, daß Entspannungstechniken im allgemeinen bei Schlafstörungen helfen, schwierig ist jedoch zu erklären, warum bei Selbstentspannung fast eine gleiche Änderung erzielt worden war. Die Versuchspersonen könnten bei den eigenen Angaben lediglich dem Aufforderungscharakter des Experiments entsprochen haben, ohne daß die Schlafstörung wesentlich geändert war, oder die Störung ist in allen drei Behandlungsgruppen verringert worden, jedoch als Ergebnis von Suggestion, Therapeutenkontakt, Erwartung und anderen Faktoren.

Bei der zweiten Untersuchung (Steinmark und Borkovec 1973) wurde versucht, die Tendenz der Versuchspersonen, dem vermuteten Ziel des Experiments zu entsprechen, auszuschalten und ein Verfahren anzuwenden, bei dem eigene Angaben als verläßliche Daten angewendet werden können. Um die Kontrollgruppen kritisch zu überprüfen und die Tendenz des Entgegenkommens auszuschalten, wurde folgende Instruktion gegeben: Allen behandelten Versuchspersonen wurde erklärt, eine Besserung ihrer Schlafstörungen sei nicht vor der letzten (vierten) Behandlungssitzung zu erwarten. 48 Stunden mit Schlafschwierigkeiten wurden zufällig einer von vier Bedingungen zugeteilt: Progressive Muskelentspannung, Entspannung und Desensibilisierung der Schlafsituation, Placebogruppe und Nichtbehandlungsgruppe auf der Warteliste. Die Placebobedingung bestand in chronologisch angeordneten Bettzeremoniellen in einem Quasi-Desensibilisierungsverfahren. Ein Entspannungstraining bekam diese Gruppe nicht. Je zwei der fortgeschrittenen Studenten behandelten als Therapeuten die Hälfte der Versuchspersonen in jeder Bedingung. Gruppen aus 5 bis 7 Versuchspersonen erhielten 4 Therapiesitzungen. Die Personen der Entspannungs- und Desensibilisierungsgruppe berichteten über eine signifikant größere Besserung in der Latenz bis zum Einschlafen als die der Placebo- und Nichtbehandlungsgruppe. Dies war auch in der Zeitspanne sichtbar, für die durch die Instruktion eine Besserung nicht in Aussicht gestellt war. Die Gruppen mit Entspannung und Desensibilisierung unterschieden sich nicht. Nach der vierten Sitzung wurde in allen drei Behandlungsgruppen eine signifikant größere Besserung angegeben als in der Nichtbehandlungsgruppe. Diese Ergebnisse stützen die Wirksamkeit der progressiven Muskelentspannung (enthalten in der Entspannungsgruppe wie auch in der Desensibilisierung) für die Therapie von leichteren Schlafstörungen. Besonders wichtig: diese Schlußfolgerung wird durch die Manipulation der Erwartungshaltung hinsichtlich einer Besserung erhärtet. Obschon diese Instruktion mit dem Bericht über eine Besserung unvereinbar schien, gaben die Mitglieder der Entspannungsgruppe und Desensibilisierungsgruppe verminderte Schlafstörungen an, wohingegen die Placebogruppe keine Änderung feststellte.

3. Anwendungsgebiete des Entspannungstrainings

Entspannungstraining ist kein Mittel für alles und sollte Klienten in diesem Sinne nicht angeraten werden. Es ist eine wertvolle Technik, um eine begrenzte Art von Beschwerden einer begrenzten Anzahl von Personen zu bessern. Die Therapeuten sollten, um unnötigen Zeit- und Kraftaufwand zu umgehen, sich darüber klar sein, für welche Probleme und Situationen Entspannungstraining angemessen erscheint. Im folgenden werden nicht umfassend alle die möglichen Anwendungsgebiete für Klienten und Situationen aufgezählt (erfinderische Therapeuten werden immer neue Anwendungsmöglichkeiten für »begrenzte« Techniken erarbeiten), vielmehr ist es ein Überblick über solche Situationen, in denen Entspannungstraining von Nutzen, und solchen, in denen es weniger erfolgreich war.

Wem kann Entspannungstraining nutzen

Wenn auch ein Entspannungstraining das Ansehen eines Therapeuten beim Klienten heben kann (Placebo-Effekt), so sollte der Therapeut jedoch nicht jedem Klienten dieses Verfahren, lediglich um ihn zu beeindrucken, gewähren. Da Entspannungstraining primär bei Klienten mit hohem Spannungsniveau wirksam ist, kann es in der Anwendung bei Klienten, die wenig gespannt sind, eher dazu führen, daß der Klient wenig beeindruckt, wenn nicht feindlich reagiert, da er an sich wenig Veränderung bei einem sowieso niedrigen Spannungsniveau bemerkt. Während also gespannte Patienten für das Entspannungstraining außerordentlich dankbar sind, reagieren Personen, deren Probleme keine große Anspannung einschließen, recht unterschiedlich.

Die offensichtlich am besten geeigneten Anwendungsgebiete für ein Entspannungstraining sind jene unangenehmen intensiven Spannungsreaktionen, die das Auftreten anderer Verhaltensweisen stören. Solche Reaktionen können als Schlaflosigkeit (verursacht durch Muskelanspannung und sich aufdrängende Gedanken), Spannungskopfschmerzen (die nicht auf Medikamente angesprochen haben) und als weniger spezifische Beschwerden über »allgemeines Spannungsgefühl« oder »Nervosität« auftreten, Beschwerden, die eher einfach vom Wachzustand als von irgendeiner anderen Situation abzuhängen scheinen*. (Einige Beispiele solcher Fälle werden später in diesem Kapitel erwähnt.)

Natürlich würde die Möglichkeit, sich entspannen zu können, auch solchen Personen nicht schaden, denen ihr Spannungsniveau keinerlei Schwierigkeiten bereitet. Sie sollten die Entspannung vorzugsweise nicht in einer therapeutischen Umgebung erlernen, da sie dabei unter Umständen nicht profitieren würden. Man kann sich leicht vorstellen, daß fast jeder, der je Spannungsgefühle erlebt, froh wäre, auf angenehme und wirksame Weise diese Spannung zu beseitigen, sei es in anstrengenden Situationen oder nur am Ende eines langen Arbeitstages. Unserer Erfahrung nach berichten gerade die »normalen« Freiwilligen in unseren Trainingsprogrammen, daß ihr neues Können im täglichen Leben äußerst nützlich ist. Wir sind ganz klar der Meinung, daß es niemandem schadet, die progressive Muskelentspannung zu erlernen (vorausgesetzt, es wurde in der richtigen Weise durch-

---

* Diese Art von Beschwerden wird meist als »frei flottierende Angst« bezeichnet, kann jedoch oft spezifischer auf Umgebungsereignisse bezogen sein. Jedoch erlaubt die geringe therapeutische Intervention, für die dieses Handbuch geschrieben wurde, keine eingehende funktionelle Analyse der Situation.

geführt), aber in diesem Handbuch wollen wir uns mehr auf den klinischen Gebrauch konzentrieren.

Untersuchung vor dem Training

Der falsche Gebrauch der progressiven Muskelentspannung im klinischen Bereich kann negative Auswirkungen, vor allem auf die Motivation und den Willen zur Mitarbeit des Klienten, haben. Daher sollten die Techniken nicht ohne sorgfältige Überlegung, selbst in Fällen, bei denen Unbehagen und Störungen klar zutage liegen, angewendet werden. Drei große Bereiche sollte der Kliniker prüfen, bevor er sich entscheidet, die progressive Muskelentspannung in das Therapieprogramm aufzunehmen.

Medizinische Abklärung

Der erste umfaßt die medizinische Abklärung. In Fällen, bei denen das Entspannungstraining eingesetzt werden soll, um körperliche Beschwerden zu beseitigen, wie Kopfschmerzen oder lumbale Schmerzen, soll sich der Therapeut vergewissern, daß 1. keine reine organische Ursache den Beschwerden zugrunde liegt und diese besser mit Medikamenten behandelt würden, daß 2. keine Kontraindikation für die progressive Muskelentspannung gegeben ist (wenn es z. B. nicht ratsam ist, bestimmte Muskelgruppen anspannen zu lassen), daß 3. die Entspannung der betreffenden Muskeln erwünscht ist (in manchen Fällen von lumbalen Schmerzen z. B. ist die Anspannung mancher Muskeln dem Entspannenlernen vorzuziehen) und daß 4. es möglich ist, die laufende Medikation zu unterbrechen, wie den Gebrauch von Tranquilizern, die ja der Muskelentspannung dienen (die Fertigkeit zu entspannen ist ohne solche Medikamente leichter und wohltuender zu erlernen, siehe Kapitel 11). Der Therapeut sollte über diese Punkte mit dem Arzt des Klienten reden.

Die Suche nach den Ursachen der berichteten Spannung

Der zweite Bereich betrifft möglicherweise den reaktiven Charakter der berichteten Spannung. D. h., fühlt sich der Klient in Situationen gespannt, in denen eine solchermaßen behindernde Spannung unangemessen ist, oder ist die Spannung eine vernünftige Reaktion auf realistische Umstände? Nehmen wir den Fall eines Klienten mit Schlafstörungen. Wenn er seine Einschlafschwierigkeiten vor allem deshalb hat, weil er 1. angespannt ist in einer Situation, die nach Entspannung geradezu verlangt, und/oder er 2. sich schwertut, sich von den Tagesproblemen zu lösen, dann ist ein Entspannungstraining völlig angebracht. Wenn er dagegen am Rande des finanziellen Ruins steht oder regelmäßig bedrohende Telefonanrufe erhält, wird ein Entspannungstraining allein, ohne eine Lösung der realen Probleme, nur eine vorübergehende Hilfe sein.

Bevor der Therapeut ein Programm zum Entspannungstraining beginnt, muß er entscheiden, ob eine zunehmende Fähigkeit zu entspannen geeignet ist, die Beschwerden des Klienten zu bessern. Wenn es so aussieht, als entstehe die behindernde Spannung als Antwort auf ein ernstes, umschriebenes Lebensproblem, dann ist es wahrscheinlich besser, dies Problem anzugehen als die dadurch verursachte Spannung. Entspannung hilft jedoch, wenn der Klient offensichtlich überschießend auf alle großen und kleinen Ereignisse reagiert.

Herausfinden möglicher Auslöser für die Spannungsreaktion

Diese Überlegungen führen uns in den dritten Bereich, der berücksichtigt werden muß, bevor man sich zu einem Entspannungstraining in der Therapie entscheidet. Ist nach Ansicht des Therapeuten die Spannung des Klienten durch an bestimmte Umgebungsreize konditionierte Angst aufrechterhalten, so kann man erwarten, daß Entspannungstherapie alleine keine Besserung bringt. In so gelagerten Fällen wird das Entspannungstraining oft als Teil einer umfassenderen Therapie, wie der systematischen Desensibilisierung, angewendet. Durch klinische Interviews kann man herausfinden, in welchem Ausmaß die Beschwerden des Klienten von spezifischen Umgebungsreizen ausgelöst werden.

Wenn wir für einen Moment zu unserem hypothetischen Fall von Schlafstörungen zurückkehren: Für den Klienten mag es schwierig sein zu schlafen, weil er Angst vor bestimmten Aspekten des Schlafens hat, so vor Dunkelheit, nächtlichen Geräuschen oder vor Einbrechern. Wenn dem so ist, gilt eine dauernde Minderung der Spannung in der gefürchteten Situation allein durch Entspannungstraining als unwahrscheinlich. Tatsächlich gibt es gewichtige Ergebnisse, daß in dieser Situation Entspannung allein unwirksam bleiben würde (Cooke 1968, Davidson 1968, Lang und Lazovik 1963, Lang, Lazovik und Reynolds 1965). Es besteht jedoch immer die Möglichkeit, daß die ursprüngliche Einschätzung der Schwierigkeit falsch war und sie durch Entspannungstraining allein doch zu beherrschen ist. Dies würde sehr bald bei einer systematischen Desensibilisierung klarwerden; wir haben oft erlebt, daß nach Beendigung der auf die systematische Desensibilisierung vorbereitenden progressiven Muskelentspannung schon eine dramatische Besserung der Lage eingetreten war. Meistens gelingt so eine Besserung natürlich nicht, und die ursprüngliche Annahme (d. h. Spannung als Folge einer spezifischen konditionierten Angstreaktion, die zu stark ist, um über längere Zeit allein durch Entspannung unterdrückt zu werden) wird bestätigt und die systematische Desensibilisierung bis zum Ende weitergeführt.

Der Therapeut sollte nicht erwarten, daß die progressive Muskelentspannung in jeder Situation, in der eine behindernde Spannung auftritt, wirksam ist. Viele Faktoren der berichteten Spannung sind bestimmend dafür, ob Entspannung allein als erster Therapieschritt dienen soll oder ob sie in ein weiter gespanntes Behandlungsprogramm einzubauen ist. Die Fallbeispiele am Ende dieses Kapitels werden hoffentlich diesen Entscheidungsprozeß verdeutlichen.

DER KLIENT

Wir haben uns mit dem Spektrum an Beschwerden, für die Entspannungstraining indiziert ist, beschäftigt. Wenden wir uns nun dem Klienten zu. Für das erfolgreiche Erlernen der Entspannung muß der Klient lediglich in der Lage sein, 1. sich auf Dauer auf die Muskeln seines/ihres Körpers zu konzentrieren (und dem Therapeuten zuzuhören), 2. systematisch bestimmte Muskelgruppen anzuspannen und zu lokkern und 3. das in den Sitzungen Erlernte regelmäßig zu üben. Durch diese Voraussetzungen werden kleine Kinder aus der Zielgruppe ausgeschlossen (für sie ist Entspannungstraining allein wahrscheinlich sowieso unangebracht).

Auch Personen mit größeren körperlichen Behinderungen, wie z. B. einer teilweisen Lähmung, wären schwierige Schüler für ein Entspannungstraining, wenn auch die Gabe des Therapeuten, andere Wege für das Anspannen der Muskeln zu finden (siehe Kapitel 5), solche Hemmnisse überwinden kann. Die Muskelgruppen, die nicht mehr willkürlich innerviert werden können, kann man ohne oder ohne großen Nachteil für den Klienten umgehen. Wenn die Beschwerden eines behinderten Klienten ein Entspannungstraining angebracht erscheinen lassen, sollte der Therapeut ein Training mit allen Änderungen, die wegen der Behinderung angezeigt erscheinen, zumindest versuchen, ehe er die Idee von vornherein fallenläßt. Wenn allerdings der Zustand des Klienten es nicht zuläßt, Muskeln auf eine Aufforderung hin anzuspannen, würde der Sinn auch nur einleitender Bemühungen um Entspannung fragwürdig. Der Therapeut muß die Vorteile eines möglicherweise erfolgreichen Trainings gegen die Nachteile eines Fehlschlags abwägen.

Eine obere Altersgrenze für den Klienten, der vom Entspannungstraining profitieren kann, gibt es nicht, wenn die oben genannten Voraussetzungen erfüllt sind.

FALLBEISPIELE

In diesem Abschnitt versuchen wir an Fallbeispielen, die Typen von Beschwerden und Klienten, die sich für progressive Muskelentspannung eignen, genauer zu zeigen. Die Fälle stammen aus von den Autoren und ihren Kollegen durchgeführten Einzeltherapien und sind als Beispiele für Situationen gedacht, in denen progressive Muskelentspannung hilfreich ist.

Verminderung der Spannung zugunsten der therapeutischen Kommunikation

Sehr grundlegend und wichtig ist der Einsatz der progressiven Muskelentspannung, wenn sie die Unfähigkeit eines Klienten, emotional schwierige Dinge im Interview zu besprechen, reduziert. Ein Entspannungstraining zu Beginn der Therapie erleichtert solch ein Gespräch 1. durch die verminderte Spannung in der Interviewsituation und 2. durch eine sich entwickelnde positive Beziehung zwischen Therapeut und Klient. Häufig ist ein gespannter Klient nach ein bis zwei Sitzungen von Entspannungstraining und der erlebten geringeren Erregung zumindest in der Sitzung bereit, sich offener zu geben, zumal der Therapeut seine Möglichkeit, positiv einzugreifen, schon bewiesen hat. Ob nun das Entspannungstraining ein wichtiger Bestandteil des Therapieprogramms ist oder nicht, so mag es doch die wertvolle Rolle eines Katalysators gespielt haben.

Ein Beispiel dafür:

Eine Frau, Enddreißigerin, wurde von ihrem Sozialarbeiter zu den Autoren geschickt, weil sie über starke Nervosität und allgemeine Unruhe klagte. Beim Anfangsinterview bemerkte der Therapeut, daß sich die Frau nicht auf das Gespräch konzentrieren konnte, weil sie so gespannt war. Sie reagierte auf direktes Befragen unangebracht, machte wiederholt vage Andeutungen über die Leute, die »gegen sie« seien, wechselte dauernd das Gesprächsthema und konnte insgesamt nicht angeben, in welchen Problemen sie Hilfe suchte.

Anstatt das Interview fortzuführen, empfahl ihr der Therapeut wegen ihrer Unruhe doch eine Methode zu erlernen, mit der sie die Unruhe kontrollieren könne. Glücklicherweise war sie in der Lage, sich auf die Ausführungen des Therapeuten zu konzentrieren, sie schien von der Idee der Entspannung begeistert, wenn auch skeptisch, ob sie ihr nützen werde. Obwohl sie wahrscheinlich nicht in der Lage war, der verkürzten Form des Verfahrens im einzelnen mit voller Aufmerksamkeit zu folgen (siehe Kapitel 5), war sie sehr kooperativ und befolgte die Anweisungen mit nur geringen Fehlern.

Nach der ersten Entspannungsübung äußerte sie sich erstaunt darüber, daß sie sich wirklich entspannt gefühlt habe. Sie meinte, nie vorher eine Zeitlang ohne extreme Anspannung erlebt zu haben, und sie empfand den Unterschied »erstaunlich«. Mittlerweile hatte sich ihr Sprechtempo verringert und es klang »normaler«.

Bei der zweiten Sitzung wurde das Entspannungstraining mit ähnlichem Ergebnis wiederholt. Danach begann der Therapeut den Grund ihres Kommens zu ergründen, und sie konnte dann ganz klar familiäre Probleme, Verfolgungsideen bezüglich der Nachbarn und körperliche Beschwerden äußern. Das wurde zunächst durch eine zusätzliche Therapiestunde beim Therapeuten und dann vom Sozialarbeiter der Klientin angegangen.

Hilfe für Klienten mit Krankheiten, die durch Spannung verursacht sind

Die progressive Muskelentspannung kann auch dort angewendet werden, wo Spannung zu Gewebeschädigung und nachfolgender körperlicher Krankheit geführt hat. Dies wird gut belegt durch den Fall eines über 50 Jahre alten Berufstätigen, der bei einem der Autoren Hilfe wegen »chronischer Anspannung«, die zu einem Magengeschwür geführt hatte, suchte. Er beschrieb sich selbst (und seine Angaben wurden fremdanamnestisch bestätigt) als schwierig im Umgang mit anderen, sehr angespannt und wegen des Ulcus die meiste Zeit durch große körperliche Schmerzen belastet. Zusätzlich zu seinen Medikamenten gegen das Magengeschwür nahm er mehrmals täglich Tranquilizer.

Es wurde ihm vom Therapeuten gesagt, daß ein Entspannungstraining sein Geschwür zwar nicht heilen, durch Minderung seiner das Geschwür nur verschlimmernden Gespanntheit aber eine Unterstützung der Heilung erreicht werden könne. Der Klient war einverstanden, am Entspannungstraining teilzunehmen und den Gebrauch seiner Tranquilizer zu unterbrechen (dieser Schritt wurde nach Absprache mit dem behandelnden Arzt unternommen, um den Nutzen des Entspannungstrainings zu vergrößern; siehe Kapitel 11).

Dieser Klient war während des Trainings äußerst kooperativ und übte zuverlässig zwischen den Sitzungen. Nach fünf wöchentlichen Sitzungen konnte er sehr verläßlich selber zu einer tiefen Entspannung gelangen, indem er das Vergegenwärtigungsverfahren (siehe Kapitel 7) benutzte, und daraufhin wurde das Training beendet. (Dieses Übungsprogramm wurde infolge des Zeitdrucks ungewöhnlich schnell durchlaufen; üblicherweise gehen wir nach dem Schema, wie es im Kapitel 7 dargelegt ist, vor.)

Das Ergebnis des Programms befriedigte den Klienten vollauf. Soweit der Therapeut erfuhr, mußte er nie wieder auf Tranquilizer zurückgreifen. Er war allgemein entspannter, wurde viel besser mit den spannungsreichen Seiten seines Berufs fertig, indem er seine Entspannungsmöglichkeiten im Büro und am Ende des Tages einsetzte. Seine Magenschmerzen hatten insgesamt nachgelassen. Ein unerwarteter Effekt wurde uns durch den spontanen Bericht eines Therapeuten bekannt, der mit dem Klienten und seiner Familie wegen anderer Probleme in einer Gruppe arbeitete, nämlich daß der Klient weniger gespannt und irritierbar war und besser in den Gruppensitzungen reagierte. Diese Veränderungen, so kann man mit Recht unterstellen, sind zwar nicht direkt durch das Entspannungstraining eingetreten, wohl aber dadurch erleichtert worden.

Behebung von Schlaflosigkeit

Wie die experimentelle Forschung, angeführt in Kapitel 2, nahelegt, kann die progressive Muskelentspannung allein oder in Kombination mit anderen Verfahren in Fällen von spannungsbedingter Schlaflosigkeit helfen. Manchmal sind diese Beschwerden eine Folge von vom Tage her bedingter hoher Spannung, manchmal aber auch Folge quälender Gedanken beim Zubettgehen. Wieder andere werden durch ängstigende Geräusche oder andere Reize in Spannung und wach gehalten.

Am Fall einer Studentin, Mitte 20, läßt sich der Nutzen des Entspannungstrainings bei der Behandlung von Spannung und störenden Gedanken als Ursachen der Schlafstörung gut illustrieren. Wie sie berichtete, konnte sie sich beim Zubettgehen, wegen der vom Tage verbliebenen Muskelspannung und weil sie nicht ihre sich jagenden Gedanken über vergangene Ereignisse und Zukunftspläne unterdrücken konnte, nicht entspannen. Eine sorgfältige Analyse ihrer Situation zeigte, daß ihre Gedanken nicht durch wirkliche Probleme ihrer Lebenssituation verursacht wurden. Ein Entspannungstraining wurde begonnen. Die Klientin erlernte das Verfahren schnell und praktizierte es nachmittags zu Hause und unmittelbar beim Zubettgehen.

Der Therapeut empfahl, die Übung abends dann durchzuführen, wenn die Klientin im Bett lag und bereit zum Einschlafen war. Das Programm führte zu einer fast sofortigen Beseitigung der Schlafstörung. Tatsächlich schlief sie ein, bevor sie die abendliche Übung beendet hatte. Zusätzlich bemerkte sie, daß sie seltener, einmal eingeschlafen, durch Lärm aus der Nachbarschaft geweckt wurde. Wenn sie durch ihre Zimmergenossin oder durch ein außergewöhnlich lautes Geräusch einmal geweckt wurde, fiel es ihr durch kurze Anwendung der Entspannung viel leichter, wieder einzuschlafen.

Sie berichtete ferner, das Programm habe ihr dazu verholfen, sich besonders nach einem anstrengenden Tag zu entspannen und den störenden Gedanken nicht mehr nachzuhängen.

Eine schwierige Schlafstörung hatte eine Frau, Anfang 30. Sie klagte über eine Reihe spezifischer Ängste, über einige andauernde und schwere körperliche Beschwerden (die sich alle als nicht organisch bedingt erwiesen hatten), Depressionen und allgemeine Angst. Bei der Analyse der Klagen wurde die Ermüdung der Klientin, bedingt durch dauernd unterbrochenen Schlaf, als besonders schwerwiegend erkannt. Wie sie berichtete, wachte sie vom kleinsten Geräusch auf und dachte dann, es könne jemand in ihr Haus einbrechen, um sie zu töten. Der Ehemann hatte an allen Türen und Fenstern die Riegel verstärkt, um so mit dem Problem fertig zu werden, aber die Schlafstörung blieb unverändert. Eine der ersten von vielen bei dieser Klientin angewandten Verfahren war die progressive Muskelentspannung. Man dachte, durch eine allgemeine Minderung der tagtäglichen Spannung durch Übungssitzungen und *differentielle Entspannung* (siehe Kapitel 8) eine Intervention in den anderen Problembereichen vorzubereiten. Außerdem hoffte man, sie könne die Entspannungsübung nutzen, um abends und wieder nach dem nächtlichen Erwachen einzuschlafen.

Die Klientin wurde gebeten, vor dem Zubettgehen alle Türen und Fenster zu kontrollieren, um die Möglichkeit, daß die Angst vor Einbrechern das Entspannungstraining behindere, einzuschränken. Wenn sie nachts von einem Geräusch geweckt wurde und anfing, sich zu sorgen, sollte sie sofort aufstehen, alle Türen und Fenster überprüfen und dann versuchen, mit Hilfe der Entspannung wieder einzuschlafen.

Sie erlernte die Entspannung leicht, und die Einschlafschwierigkeit war sofort gebessert. Zusätzlich begann sie, nachdem sie nur einmal Fenster und Türen kontrolliert hatte (gefolgt von den Entspannungsübungen, um einzuschlafen), jede Nacht tief und durchgehend zu schlafen. Dieser Eigenbericht wurde durch den Ehemann bestätigt.

Später wurde ihre Angst vor der Fahrprüfung mit einer differentiellen Entspannung angegangen, ebenso ihre Flug-Phobie und ihre Angst in anderen Situationen.

Ein abschließender Fall von Schlafstörungen soll verdeutlichen, wie die progressive Muskelentspannung in Kombination mit anderen Verfahren bei sehr starker erlernter Angst wirken kann. In dem betreffenden Fall wurde Desensibilisierung in vivo angewendet, jedoch wird er hier erwähnt, um zu zeigen, wie Entspannungsverfahren für bestimmte Situationen abgeändert werden können*.

Die Klientin war eine Studentin mit seit langem bestehender Angst vor Feuer, vor der Dunkelheit und vor dem Alleinsein. Sie bestand darauf, in ihrem Zimmer die ganze Nacht hindurch Licht brennen zu haben und jemanden bei sich zu haben, während sie schlief. In der Vergangenheit waren diese Vorkehrungen immer getroffen worden. Die Klientin mußte jedoch 7 Wochen nach Therapiebeginn zum Studium ins Ausland. Sie vermutete, daß ihre gewohnten Vorkehrungen dort nicht gemacht werden könnten und daß sie womöglich ihren Aufenthalt nicht durchstehen könne.

Die Klientin sah, wenn sie versuchte, im Dunkeln zu Bett zu gehen, lebhafte Bilder von brennenden Menschen und großen Bränden. Ihre »Panik« wurde durch ein helles Zimmer und die Anwesenheit einer anderen Person erleichtert, es waren jedoch massive Einschlafschwierigkeiten auch dann vorhanden. Drei Jahre vor Beginn der Therapie war die Tante der Klientin in einem nächtlichen Brand umgekommen. Dieses Ereignis hatte das Problem erheblich verschlimmert.

Durch die Abreise der Klientin war die verfügbare Zeit begrenzt und daher ein vollständiges Entspannungsprogramm und eine systematische Desensibilisierung nicht angebracht. Statt dessen wurde eine abgeänderte progressive Muskelentspannung und eine Desensibilisierung in vivo angewandt. Die progressive Muskelentspannung wurde am Ende des zweiten Interviews begonnen. Um Zeit zu gewinnen, wurde

---
* Die Autoren danken Dr. Lester Tobias, der diesen Fallbericht zur Verfügung stellte.

das Verfahren abgekürzt und jede der 16 Muskelgruppen nur einmal angespannt und gelockert. Die Klientin wurde gebeten, zu Hause vollständiger zu üben, und eine der beiden täglichen Übungen sollte zur Einschlafzeit liegen. Die Klientin entspannte sich schon nach der ersten Sitzung gut und übte regelmäßig.

Außer dem Entspannen beim Zubettgehen mußte sie die Helligkeit des Zimmers jede Nacht verringern, und die Entspannung, um einzuschlafen, wurde schrittweise früher als die Zeit gelegt, zu der die Zimmergenossin heimkam. Das Programm sah vor, die Klientin bei tiefer Entspannung allmählich in immer schwierigere Stimulussituationen zu bringen.

Beim dritten Interview waren die Ängste schon sehr vermindert und weniger überwältigend, weil sie es zunehmend verstand, durch die Entspannung einzuschlafen. Die Sitzungen mit Entspannungstraining und die In-vivo-Übungen wurden weitere 3 Wochen durchgeführt. Zu diesem Zeitpunkt imaginierte die Klientin keine ängstigenden Szenen mehr und hatte keine Einschlafschwierigkeiten mehr. Bei der letzten Sitzung erzählte sie, daß sie kürzlich im Hause eines Freundes war, als es zu brennen begonnen habe; ihr Verhalten sei angemessen und überlegt gewesen. Sie erlebte keine unangepaßte Angst nach diesem Vorfall.

4. Die äußere Umgebung

Für ein erfolgreiches Entspannungstraining sind, wie schon erwähnt, gründliche Kenntnisse über den Entspannungsvorgang und Erfahrung damit wie auch allgemeines klinisches Können wichtig. Eine dritte Komponente stellt die äußere Umgebung dar, in der das Training stattfindet. Das Training ist um so wirkungsvoller, je mehr Sorgfalt auf passende, äußere Umstände gelegt wird.

Es sollte nicht allzu schwerfallen, eine richtige Umgebung zu gestalten, wenn der Therapeut sich an folgende allgemeine Regel hält: Tue alles, um die Konzentration des Klienten auf Spannung und Entspannung zu erhöhen. Mit anderen Worten, verhindere alle von außen kommenden Störungen.

Das Behandlungszimmer

Das Entspannungstraining sollte in einem angenehmen, ruhigen Raum durchgeführt werden. Die meisten Therapeutenzimmer erfüllen diese Voraussetzung, doch häufig muß das Training anderswo vorgenommen werden, und in dem Falle sollte der Raum sorgfältig vorbereitet werden. Ein schallabgeschirmter Raum wäre ideal, dennoch kann fast jeder andere Raum benutzt werden. Türen und Fenster sollten geschlossen und die Vorhänge vorgezogen sein, um Störungen von draußen zu verhindern. Ein klingelndes Telefon, klappernde Schreibmaschinen und sich unterhaltende Leute stören die Entspannung, und man sollte dafür sorgen, diese

Störfaktoren auf ein Minimum zu begrenzen. An den meisten Telefonen kann das Klingeln auf leise eingestellt werden. Die Sekretärin muß man evtl. bitten, das Schreibmaschineschreiben zu unterbrechen. Ein Schild »bitte Ruhe« an der Tür kann helfen, Unterhaltungen vor der Tür zu unterbinden. Surrende Klimaanlagen oder Ventilatoren behindern nicht, solange sie nicht zu laut laufen, da sich der Klient schnell an Dauergeräusche gewöhnt.

Die richtige Beleuchtung ist ebenfalls wichtig. Idealerweise nähme man einen völlig dunklen Raum, um die Aufmerksamkeit zu erleichtern; jedoch ist das aus zwei Gründen unpraktisch. Einmal braucht der Therapeut Licht, um die Zeiträume bestimmter Trainingsphasen einzuhalten und um den Klienten auf dessen Entspannungszustand hin zu beobachten. Zum anderen wird ein ängstlicher Klient unter Umständen in einem dunklen Raum, zusammen mit einem Fremden, noch ängstlicher. Dem Klienten sollte zu Beginn erklärt werden, daß die Beleuchtung spärlich sein wird und warum das notwendig erscheint (siehe Kapitel 5). Im Behandlungsraum sollte eine verstellbare Lampe sein, so daß auf den Klienten nie der Schein der Lampe, sondern nur indirektes Licht fällt. Dies Licht sollte eingeschaltet sein, bevor die Hauptbeleuchtung ausgeschaltet wird, damit man nicht nachher im dunklen Zimmer den Schalter suchen muß.

DER SESSEL

Der Sessel, in dem sich der Klient entspannen soll, ist ebenfalls überlegt zu wählen. Dem Therapeuten mag folgende Empfehlung dabei helfen: Der Klient sollte überall durch den Sessel gestützt werden (keine Anstrengung sollte für die Körperhaltung nötig sein). Dafür gibt es zwei Gründe: 1. Sobald Muskeln für die Körperhaltung eingesetzt werden müssen, lenkt dies die Konzentration von dem Anspannungs-/Entspannungsvorgang ab und 2. alle stützenden Muskeln können nicht entspannt werden.

Der ideale Sessel ist gut gepolstert, und man kann sich darin zurücklehnen. In so einem Sessel kann der Klient sich anlehnen, während Arme und Beine ausgestreckt sind und auf Stützen aufliegen. Ein Kissen verhindert Kopfwendungen und damit die Anspannung der Nackenmuskeln.

Natürlich kann auch jeder Polsterstuhl oder eine breite Couch verwendet werden, wenn sie die Grundbedingung der vollen Stützung des Körpers erfüllen. Kleine Kissen können einem Klienten dienlich sein, wenn er nur schwer eine angenehme Lage finden kann. Da die Menschen unterschiedlich groß sind und eine verschiedene Körperform haben, muß der Therapeut manchmal erfinderisch sein, um es dem Klienten bei den vorhandenen Sitzgelegenheiten möglichst bequem zu machen.

Der Therapeut sollte auf Bemerkungen über Taubheitsgefühle (»wie eingeschlafen«) in verschiedenen Körperteilen, besonders den Armen und Beinen, besonders achten. Dies Gefühl ist meist durch eine verminderte Durchblutung durch Druck auf die Blutgefäße bedingt. Eine leichte Lageänderung der betreffenden Extremität kann dieses Problem beheben.

DIE KLEIDUNG DES KLIENTEN

Zuletzt soll auch noch die Kleidung und das, was der Patient an sich trägt, als ein Aspekt der äußeren Umgebung berücksichtigt werden. Da meist ein Anfangsinterview dem Beginn des Entspannungstrainings vorausgeht, sollte der Therapeut dem Klienten empfehlen, für die nächste Stunde angenehme und locker sitzende Kleidung zu tragen. Der Klient sollte weite Hosen und ein angenehmes Hemd oder Bluse (mit locker sitzender Unterwäsche) anhaben. Angenehme Röcke und Kleider kann man akzeptieren, wenn dadurch auch einige Verlegenheiten entstehen können, weil während der Entspannung eine Schräglage eingenommen werden muß. Wer Kontaktlinsen trägt, sollte, wenn irgend möglich, eine Brille aufsetzen, um das zeitraubende Entfernen der Linsen zu umgehen. Es ist zu empfehlen, während der Sitzung die Brille abzunehmen, die Uhr abzulegen und die Schuhe auszuziehen, um alle äußere Ablenkung zu vermeiden und um möglichste Bewegungsfreiheit zu sichern.

Diese Empfehlungen sollten, wenn sie praktikabel sind und dem Empfinden der Klienten nicht widersprechen, eingehalten werden. Wenn irgend etwas nicht entsprechend eingerichtet werden kann, sollte man versuchen, es so weit wie möglich den Empfehlungen anzunähern. Oberstes Ziel bleibt es, dem Klienten die Situation von den äußeren Gegebenheiten her und psychologisch besonders angenehm zu machen.

5. Die erste Sitzung: Die Grundzüge

Die erste Sitzung des Entspannungstrainings ist vielleicht die wichtigste, weil der Therapeut hier durch eingehende Erklärung und Begründung der bevorstehenden Vorgänge in dem Klienten Vertrauen zum Therapeuten und zur Technik wecken und ihn für das Ausführen der häuslichen Übungen begeistern sollte. Darüber hinaus sollte der Therapeut die erste Entspannungsübung so anlegen, daß der Klient eine spürbare und angenehme Verminderung seiner Spannung erlebt. Auf diese Weise wird der Klient nach der ersten erfolgreichen Sitzung dem Verfahren und der Notwendigkeit seiner Mitarbeit einschließlich regelmäßiger Übungen zustimmen. Der Klient soll ein Gefühl dafür bekommen, was tiefe Entspannung ist und, wenn auch schon der erste Versuch gut war, von den zukünftigen Sitzungen eine stetige Verbesserung erwarten.

Darlegung der Grundzüge

Im folgenden wird die erste Sitzung eines Entspannungstrainings dargestellt. Es soll kein Text sein, der auswendig gelernt und in Gegenwart des Klienten wiedergegeben wird. Jeder Versuch, den Stil der Autoren (vgl. Beispiele) nachzuahmen, wird wahrscheinlich unbefriedigend sein, da Wörter und Satzbau den meisten Therapeuten nicht liegen werden, und es würde daher steif, unnatürlich klingen und nicht mit den sonstigen Äußerungen des Therapeuten und seinem Verhalten übereinstimmen. Der Therapeut sollte immer

Wärme, Vertrauen und fachliche Sicherheit ausstrahlen; wenn er sich krampfhaft bemüht, einen vorbereiteten Text von sich zu geben, wird er gerade jene Qualitäten dem Klienten nicht mitteilen.

Der Therapeut sollte die weiter unten gegebenen Hinweise unbedingt berücksichtigen und auch versuchen, eine Atmosphäre zu schaffen, wie sie in den Beispielen beschrieben wird. Die Wortwahl und wie er sich ausdrückt sollte jedoch seinem Stil entsprechen. Mit anderen Worten, der Therapeut sollte den Inhalt der ersten Sitzung lernen und ihn mit eigenen Worten wiedergeben.

Da die Klienten verschieden intelligent und differenziert sind, muß das Niveau, auf dem erklärt wird, dem Klienten angepaßt werden — ein weiterer Grund, warum in der ersten Sitzung ein vorbereiteter Text vermieden werden sollte. Der Therapeut sollte so flexibel sein, daß er sich auf jeden Klienten erfolgreich einstellen kann.

Am besten beginnt man die erste Entspannungssitzung damit, dem Klienten den Zusammenhang seiner Spannung klarzumachen. Wenn die einzige Klage Schlaflosigkeit ist und ein Entspannungstraining angebracht erscheint (siehe Kapitel 3), würde die damit zusammenhängende Spannung bei der Erläuterung der Schwierigkeiten des Klienten in den Mittelpunkt gerückt. Wenn aber die anzugehende Spannung nur eine der angezielten Verhaltensweisen ist oder das Entspannungstraining vorwiegend dazu dienen soll, andere Probleme in Ruhe zu besprechen, sollte der Therapeut auf diese Tatsache hinweisen. Damit sollte der Therapeut dem Klienten erläutern, welche Rolle die Spannung bei seinen Beschwerden spielt und in welchem Umfang durch eine Verminderung dieser Spannung seine Beschwerden gebessert werden können. Der Therapeut sollte sich weiterhin vergewissern, daß der Klient 1. diese Einschätzung akzeptiert und 2. meint, daß die Entspannung sinnvoll und angebracht ist. Über letzteres mögen einige Klienten skeptisch denken, sie sollen jedoch zumindest eine endgültige Beurteilung zurückstellen und voll mitarbeiten.

Wenn der Klient die Spannung mindestens als Teil seiner Schwierigkeiten anerkennt, kann der Therapeut den mehr formalen Aspekt der Darlegung der Grundzüge beginnen. Die üblicherweise erfolgende Darlegung der Grundzüge wird im folgenden anschaulich gemacht.

Darlegung der Grundzüge anhand eines Beispiels

Das Verfahren, das ich mit Ihnen für die Verminderung Ihrer Spannung besprochen habe, wird zusammenfassend progressive Muskelentspannung genannt. Dies wurde zuerst 1930 durch den Physiologen Jacobson entwickelt, und in jüngerer Zeit haben wir sein ursprüngliches Vorgehen geändert, um es einfacher und wirkungsvoller zu machen. Grundsätzlich lernt man bei der progressiven Muskelentspannung, alle Muskeln des Körpers in bestimmter Reihenfolge anzuspannen und zu lockern und gleichzeitig sehr aufmerksam und sorgfältig die Empfindungen, die bei der Spannung und Entspannung auftreten, wahrzunehmen. Das bedeutet, daß ich Ihnen nicht nur zeigen werde, wie Sie sich entspannen können, sondern daß ich Sie auch ermutigen werde, Spannung und Entspannung in Ihrem Alltag und hier in den Sitzungen wahrzunehmen und zu lokalisieren.

Sich entspannen lernen geht ähnlich wie das Erlernen anderer Fertigkeiten, wie Schwimmen, Golfspielen oder Fahrradfahren; also müssen Sie üben, um sich besser entspannen zu lernen, genauso wie Sie andere Fertigkeiten üben müssen. Es ist sehr wichtig, daß Sie begreifen: bei der progressiven Muskelentspannung haben Sie zu lernen; an dem Verfahren ist nichts geheimnisvoll. Ich werde nichts mit Ihnen tun, ich werde Sie nur in der Technik anleiten und Sie auf Verschiedenes hinweisen, so z. B. wie bestimmte Empfindungen im Muskel auftreten. Ohne Ihre aktive Mitarbeit und regelmäßiges Üben des heute zu Lernenden wird das Verfahren also wenig sinnvoll sein.

Ich habe ja erwähnt, daß ich Sie bitten werde, verschiedene

Muskelgruppen Ihres Körpers anzuspannen und dann zu entspannen. Sie mögen sich wundern, warum wir mit einer Anspannung beginnen, wo wir doch Entspannung erreichen wollen. Der Grund dafür ist, daß erstens jeder im Wachzustand ein gewisses Maß an Spannung hat; wenn jemand nicht bis zu einem gewissen Grad angespannt wäre, würde er schlichtweg hinfallen. Das Maß an Spannung, das im Alltag auftritt, ist für jeden Menschen verschieden, und wir sagen, daß jeder ein bestimmtes Niveau an Spannung hat, mit dem er Tag für Tag lebt.

Die progressive Muskelentspannung zielt darauf ab, Ihnen eine Verringerung der Muskelspannung in Ihrem Körper bis weit unter Ihr Anspannungsniveau zu ermöglichen, wenn immer Sie es wünschen. Um das zu erreichen, könnte ich Sie z. B. bitten, sich ganz auf die Muskeln z. B. Ihrer rechten Hand und dann des Unterarms zu konzentrieren und dann sie einfach zu entspannen. Nun, Sie werden meinen, Sie könnten die Spannung dieser Muskeln leicht unter das Anspannungsniveau fallen lassen, indem Sie sie einfach lockern o. ä., und wahrscheinlich können Sie das auch bis zu einem gewissen Grad. Bei der progressiven Muskelentspannung möchten wir Ihnen jedoch beibringen, viel größere und spürbarere Änderungen zu erreichen. Um das zu bewerkstelligen, spannt man erst eine Muskelgruppe an (d. h. die Spannung weit über das Anspannungsniveau steigen lassen) und dann, auf einmal, entspannt man sie. Diese Lockerung ermöglicht den Muskeln, in einen Entspannungszustand zu kommen, der weit unter dem Anspannungsniveau liegt. Die Wirkung ist ähnlich wie bei einem unbewegt herunterhängenden Pendel. Wenn wir es stark nach rechts ausschwingen lassen wollen, könnten wir es stark in diese Richtung stoßen. Leichter wäre es jedoch, es zunächst ganz in die entgegengesetzte Richtung zu ziehen und es dann fallen zu lassen. Es wird über die Vertikale hinaus in die gewünschte Richtung schwingen. Die Muskeln vor der Entspannung anzuspannen ist, als ob wir uns einen »fliegenden Start« in die tiefe Entspannung mit Hilfe der Spannungslockerung verschaffen. Ein anderer großer Vorteil des Verfahrens, erst Spannung zu erzeugen und dann zu lockern, besteht darin, daß man dadurch intensiver auf das Gefühl der Verkrampfung in verschiedenen Muskelgruppen, mit denen wir uns heute beschäftigen, aufmerksam wird. Außerdem wird dadurch ein guter Kontrasteffekt erzielt, der es Ihnen vorzüglich ermöglicht, die beiden Zustände zu vergleichen und den Unterschied zwischen den mit ihnen verbundenen Empfindungen zu spüren.

Haben Sie zu dem bisher Gesagten irgendwelche Fragen? (Beantworten Sie jede Frage über die Grundzüge des Entspannungstrainings, aber verschieben Sie es, Fragen nach speziellen Verfahrensweisen zu beantworten, bis Sie das Folgende ausgeführt haben.)

In dieser ersten Sitzung will ich Ihnen helfen, sich tief zu entspannen, vielleicht tiefer, als Sie jemals entspannt waren. Wir beginnen diese Sitzung, indem wir die Muskelgruppen durchgehen, die wir auch beim Entspannungstraining verwenden. In diesem Stadium des Trainings müssen wir uns mit 16 Muskelgruppen befassen, die angespannt und entspannt werden. Je mehr Übung Sie haben werden, desto geringer wird die Zahl der Muskelgruppen.

Wir werden das Training mit der Hand und dem Unterarm beginnen (der Therapeut sollte sich vergewissern, welcher Arm und welche Hand dominant sind und mit diesen anfangen; bei den meisten Klienten dürfte das die rechte Hand und der rechte Unterarm sein). Ich werde Sie bitten, mit der rechten Hand eine feste Faust zu machen und dadurch Ihre Muskeln und die Muskeln des rechten Unterarms anzuspannen. Jetzt sollten Sie Spannung in der rechten Hand spüren, sie zieht über die Knöcheln in den Unterarm hinauf. Können Sie die Spannung fühlen? Gut. Nachdem wir diese Muskelgruppe wieder gelockert haben, wenden wir uns den Muskeln des rechten Oberarms zu, und ich bitte Sie, diese Muskeln anzuspannen, indem Sie den Ellbogen gegen die Armlehne drücken. Sie sollten in diesen Muskeln eine Spannung spüren, ohne die Muskeln des Unterarms und der Hand einzubeziehen. Gut, können Sie dort eine Spannung spüren? (Manche Muskelgruppen können auf andere Weise angespannt werden, darauf werden wir in der zweiten Hälfte dieses Kapitels zu sprechen kommen.) Nachdem wir nun Hand, Unterarm und Oberarm entspannt haben, nehmen wir uns die Muskeln der linken Hand und des linken Unterarms vor, spannen und entspannen sie in gleicher Weise wie rechts. Auch die Muskeln des linken Oberarms spannen und entspannen wir wie die auf der rechten Seite.

Nachdem Arme und Hände entspannt sind, werden wir die Gesichtsmuskeln lockern und sie dazu in drei Gruppen unterteilen: Erstens die Muskeln der Stirngegend (der obere Teil des Gesichts), zweitens die Muskeln der mittleren Gesichtspartie (die oberen Anteile der Wangen und die Nase) und drittens die untere Gesichtspartie (Kiefer und untere Wangenanteile). Wir werden mit dem oberen Gesichtsdrittel beginnen, und ich werde Sie bitten, diese Muskeln durch starkes Hochziehen der Augenbrauen anzuspannen. Auch die Stirn- und Scheitelregion soll gespannt sein. Können Sie jetzt die Spannung fühlen? (Hier kann der Therapeut einflechten, daß diese Übung etwas nach Grimassenschneiden aussieht, aber zum Verfahren dazugehört; um den Klienten sicherer zu machen, sollte der Therapeut die Übungen vormachen und also mit dem Klienten zusammen Grimassen schneiden.)

Gut. Nun gehen wir zu den Muskeln der mittleren Gesichtspartien über, und um diese anzuspannen, werde ich Sie bitten, die Augen fest zuzukneifen, gleichzeitig die Nase zu rümpfen und Spannung im gesamten mittleren Gesichtsbereich zu erzeugen. Können Sie die Spannung oben und um die Augen herum spüren? Gut. Als nächstes werden wir die Muskeln des unteren Gesichtsdrittels anspannen, und ich werde Sie bitten, die Zähne fest zusammenzubeißen und die Mundwinkel stark zurückzuziehen. Sie sollten nun Spannung überall in diesem Bereich fühlen. Spüren Sie sie?

Fein. Nach den Gesichtsmuskeln kommen nun die Nakkenmuskeln an die Reihe. Um sie anzuspannen, bitte ich Sie, das Kinn so weit wie möglich auf die Brust zu ziehen, gleichzeitig sollen Sie aber verhindern, daß es die Brust tatsächlich berührt. D. h., ich bitte Sie, die Muskeln der vorderen durch die der hinteren Nackenanteile gegenhalten zu lassen. Sie sollten ein leichtes Zittern in diesen Muskeln beim Anspannen bemerken. Spüren Sie das?

Gut. Nun zu den Muskeln der Brust, der Schultern und der oberen Rückenpartie. Wir werden eine Reihe dieser Muskeln gleichzeitig erfassen, indem ich Sie bitten werde, tief einzuatmen, die Luft anzuhalten bei gleichzeitigem Zueinanderziehen der Schulterblätter; d. h., ziehen Sie die Schultern zurück und versuchen Sie, die Schulterblätter sich berühren zu lassen. Sie sollten nun deutliche Spannung in der Brust, den Schultern und der oberen Rückenpartie haben. Empfinden Sie diese Spannung? Gut.

Wir wenden uns nun den Bauchmuskeln zu, und ich bitte Sie, den Bauch hart zu machen, um die Muskeln zu spannen; spannen Sie so stark, als wollten Sie sich gleich selber in den Bauch schlagen. Sie sollten nun ziemliche Spannung im Bereich des Bauches spüren. Fühlen Sie sie? Gut.

Nach diesen Muskeln nehmen wir nun die Bein- und Fußmuskeln, und wir werden mit den Muskeln des rechten Oberschenkels anfangen. Ich werde Sie bitten, diese Muskeln anzuspannen, indem Sie den einen großen Muskel vorne am Oberschenkel von den beiden hinteren gegenhalten lassen. Sie sollten spüren, daß der große Muskel ganz hart wird. Spüren Sie das jetzt? Gut.

Nun zu den Muskeln des rechten Unterschenkels. Ich werde Sie bitten, diese durch Heraufziehen der Zehen in Richtung Ihres Kopfes anzuspannen. Sie sollten nun im ganzen Unterschenkelbereich die Spannung fühlen. Fühlen Sie sie? Fein. Dann weiter zu den Fußmuskeln rechts, um sie zu spannen, werde ich Sie bitten, den Fuß zu strecken, nach innen zu drehen und gleichzeitig die Zehen zu beugen. Verkrampfen Sie diese Muskeln nicht zu stark, nur so, daß Sie ein Straffheitsgefühl im Fußgewölbe und im Fußballen haben. Spüren Sie das? Gut.

Wir gehen dann über zum linken Oberschenkel, spannen und entspannen die Muskeln hier wie auf der rechten Seite, dann die Unterschenkelmuskeln links, wieder mit gleichem Vorgehen wie rechts, und zuletzt den linken Fuß spannen und lockern, wie wir es auf der rechten Seite getan haben.

Haben Sie hierzu Fragen, z. B. wie Sie einen Spannungszustand in einer der 16 Muskelgruppen, die wir durchgegangen sind, erreichen? (Der Therapeut sollte sich genügend Zeit nehmen und sich vergewissern, ob der Klient die Muskelgruppen anspannen konnte und verstanden hat, wie er die Spannung herbeiführen kann. Einige Klienten fragen, ob sie das alles behalten müssen, und Sie sollten ihnen versichern, daß Sie die Art und Weise, wie die Spannung in jeder Muskelgruppe erzeugt werden kann, in der ersten richtigen Trainingssitzung wiederholen.)

Gut. Bevor wir beginnen, will ich noch auf einiges hinweisen. Ich werde Sie bitten, sehr sorgfältig und aufmerksam auf die Gefühle der Entspannung, die in jeder der verschiedenen Muskelgruppen auftreten werden, zu achten. Da wir mit der rechten Hand und dem rechten Unterarm anfangen werden, benutze ich diese als Bezugspunkt, mit dem Sie die nächste Muskelgruppe vergleichen können. So werde ich Sie beispielsweise, wenn wir den rechten Oberarm angehen, fragen, wie: »Fühlt sich der rechte Oberarm genauso locker an wie Hand und Unterarm rechts?« Im Laufe des gesamten Verfahrens werde ich Sie immer wieder um eigene vergleichende Feststellungen bitten, damit wir sicher sein können, daß jede Muskelgruppe genauso gut entspannt wird wie die vorhergehende. Ich erwarte weiterhin, und es ist wichtig daran zu erinnern, daß Sie die in den Muskelgruppen erzeugte Spannung auf meine Anweisung hin sofort lockern. Lassen Sie bitte die Spannung nicht *allmählich* verschwinden. Wenn Sie z. B. die Hand- und Unterarmmuskeln rechts angespannt haben, werde ich Sie bitten, zu entspannen, und wenn ich das sage, lockern Sie die dort vorhandene Spannung bitte sofort und völlig. Öffnen Sie die Hand nicht nach und nach; lassen Sie alle Spannung gleichzeitig heraus.

Es ist vorteilhaft, wenn wir einmal eine Muskelgruppe entspannt haben, diese nicht mehr zu bewegen. Daher werde ich Sie bitten, sich in Ihrem Stuhl nicht unnötig zu bewegen; natürlich können Sie sich jederzeit zurechtsetzen, um eine angenehme Lage zu erreichen. Haben Sie keine Angst, sich zu bewegen, aber tun Sie es während der Sitzung nicht unnötigerweise.

Ich werde Sie auch bitten, während der Sitzung nicht mit mir zu sprechen; wir werden uns mit Handzeichen, die Sie geben, verständigen. So würde ich z. B. bitten, mir durch Heben des kleinen Fingers der rechten Hand zu signalisieren (das Handsignal sollte immer mit der Hand ausgeführt werden, die dem Therapeuten am nächsten ist), ob eine völlige Lockerung im rechten Unterarm und in der rechten Hand vorhanden ist. Wenn das der Fall ist, würden Sie es nur durch Heben des kleinen Fingers anzeigen; wenn Sie das Gefühl hätten, diese Muskeln wären nicht völlig entspannt, würden Sie gar nichts tun. »Kein Signal« würde mir zeigen, daß immer noch etwas Spannung da ist.

Ich nehme an, daß diese erste Sitzung noch 40 bis 45 Minuten dauern wird, vielleicht möchten Sie deshalb vor dem Beginn noch eine Pause einlegen.

(Wenn das unnötig ist oder nachdem die Pause vorüber ist, sollte der Therapeut den Klienten bieten, alles Beengende abzulegen, wie Uhren oder Ringe. Auch sollten Brillen abgenommen werden und nach Kontaktlinsen gefragt und diese, so vorhanden, herausgenommen werden.)

So, im Verlaufe der Stunde werden Ihnen viele dieser Vorgänge viel klarer werden, wenn Sie aber jetzt Fragen haben, stellen Sie sie bitte. (Der Therapeut sollte alle zum Thema gehörenden Fragen so beantworten, daß der Klient das Vorgehen versteht und bereit ist, das Training zu beginnen.) Gut, ich bitte Sie, sich in Ihrem Stuhl ganz zurückzulehnen, ich werde das Licht etwas abdunkeln, damit Sie möglichst nicht abgelenkt werden. Wir können nun anfangen. Schließen Sie bitte Ihre Augen, und halten Sie sie während der ganzen Sitzung geschlossen, und setzen Sie sich bequem im Stuhl zurecht.

ANDERE MÖGLICHKEITEN, DIE MUSKELN ANZUSPANNEN

Vielen Klienten fällt es schwer, mit den im vorigen Abschnitt beschriebenen Verfahren einen Spannungszustand zu erreichen. Deshalb gibt es für einige dieser Muskelgruppen andere Arten, Spannung zu erzeugen.

Fällt es Klienten schwer, durch Ellbogendruck auf die Armlehne Spannung im Oberarm zu erzielen, kann der Therapeut empfehlen, den Ellbogen abwärts zu drücken und gleichzeitig zum Rumpf heranzuziehen. Dies bringt gewöhnlich Spannung in den Oberarm bei lockerem Unterarm und lockerer Hand. Vermeiden sollte man, den Klienten durch Beugen des Unterarms, d. h. durch Heben des Unterarms, den Oberarm anspannen zu lassen. Wenn aber nichts hilft, muß das in Kauf genommen werden (die Reihenfolge der Anspannung sollte dann umgekehrt werden, d. h. die Oberarmmuskeln sollten vor den Unterarm- und Handmuskeln angespannt und gelockert werden). Dies sollte nur den Fällen vorbehalten bleiben, in denen keine andere Methode zu dem gewünschten Erfolg führt.

Die Stirnmuskeln werden auch angespannt, wenn der Klient gebeten wird, die Stirn zu runzeln. Diese Technik genügt meist, wenn das ursprünglich angewendete Hochziehen der Augenbrauen nichts hilft.

Wenn Klienten Nackenspannung durch Gegenhalten (gleichzeitiges Anspannen zweier gegeneinander wirkender Muskelgruppen) der vorderen durch die hinteren Nackenmuskeln nicht erreichen können, nützt es oft, sie den Kopf rückwärts gegen den Sessel pressen zu lassen, d. h. die Nackenmuskeln einsetzen, um gegen den Sessel zu drücken. Dies Vorgehen ist nicht so gut, da das Gegenhalten ausgeklammert wird und die eine oder die andere Muskelgruppe im Verfahren völlig ausgelassen wird. Dennoch ist es eine mögliche Alternative.

Eine andere Möglichkeit, die Muskeln der Brust, der Schulter und der oberen Rückenpartie anzuspannen, besteht für den Klienten, indem er sich vorstellt, zwei von der

Decke hängende Seile seien an seiner/ihrer Schulter befestigt (wie Puppenfäden) und würden aufwärtsgezogen. Dies müßte ein übertriebenes Hochziehen der Schultern und die gewünschte Spannung erzeugen.

Zwei Alternativen gibt es für das Anspannen der Bauchmuskulatur. Anstatt zu bitten, »den Bauch hart zu machen«, kann der Klient entweder aufgefordert werden, den Bauch so weit wie möglich einzuziehen oder ihn herauszustrecken. Beides ist weniger wirksam als das Standardverfahren, das ein Gegenhalten der Bauchmuskeln erfordert. Eine dieser drei Techniken wirkt in der Regel.

Klienten, denen es schwerfällt, in gewöhnlicher Weise den Oberschenkel anzuspannen, kann der Therapeut empfehlen, das Bein ganz langsam zu heben, wodurch Spannung im Oberschenkel hervorgerufen wird. Wiederum wird leicht bei diesem Vorgehen nur eine Muskelgruppe benutzt, und es wird daher nicht als Standardverfahren eingesetzt.

Eine andere Anspannungsmöglichkeit im Unterschenkel besteht im Wegstrecken der Zehen anstatt des Anziehens in Richtung Kopf. Diese Möglichkeit ist sehr gut und hat bei den meisten Klienten Erfolg, wenn sie mit dem Standardverfahren nicht erfolgreich waren.

Diese Aufzählung anderer Möglichkeiten ist nicht erschöpfend. Wenn der Therapeut merkt, daß die Schwierigkeiten eines Klienten mit diesen Alternativen nicht zu beheben sind oder der Klient Muskelgruppen nicht anspannen kann, für die hier keine Alternative genannt ist, so muß er ein eigenes Verfahren entwickeln, das die erwünschte Anspannung in der »schwierigen« Muskelgruppe erzeugt. Hier sollte der Therapeut nicht an dem Standardverfahren kleben, sondern einen Weg suchen, auf dem der Klient die Anspannung erreichen kann. Therapeut und Klient sollten jede auftauchende Schwierigkeit zusammen lösen (wie sie es das ganze Entspannungstraining hindurch tun müssen). Findet man keine Lösung, so kann das weitreichende Folgen für den Erfolg des Übungsprogramms haben, da die notwendige Voraussetzung, um sich entspannen zu können, das angemessene Anspannen ist.

Ein Klient kann auch meinen, eine bestimmte Muskelgruppe sei nicht berücksichtigt worden (z. B. führt ein Klient an, er habe entspannte Muskeln in der oberen Rückenpartie, aber die Muskeln der unteren Rückenregion seien noch verkrampft). Ist der Therapeut, was selten geschieht, vor diese Situation gestellt, muß er eine Methode der Spannungserzeugung finden, die es dem Klienten schließlich erlaubt, die betreffenden Muskeln zu entspannen. Am besten bittet man den Klienten, diese Muskeln in einer von ihm gewählten Weise anzuspannen. Der Klient sollte dann beschreiben, wie er die Anspannung erreicht hat, damit der Therapeut in späteren Sitzungen entsprechende Anweisungen einbauen kann.

6. Die erste Sitzung: Das Grundverfahren

Das eigentliche Entspannungstraining kann beginnen, wenn der Klient die Grundzüge des Entspannungstrainings verstanden und akzeptiert hat und nachdem der Therapeut sicher ist, daß alle Fragen des Klienten befriedigend beantwortet sind. Das Training sollte in derselben Abfolge, wie die Grundzüge dargelegt wurden, ablaufen. Es sollten also die 16 Muskelgruppen, die bei der Darlegung der Grundzüge erklärt und besprochen wurden, in der Anfangssitzung ebenfalls durchgegangen werden. Es sollten dieselbe Reihenfolge und dieselben Methoden zum Anspannen der Muskeln immer eingehalten werden. Wenn für den Oberarm z. B. eine andere Möglichkeit zum Anspannen benutzt wurde, so soll diese auch im Training angewendet werden.

Das Grundverfahren

Erinnern Sie sich, daß in nachstehender Reihenfolge die Muskelgruppen durchgegangen werden:

1. Dominante Hand und Unterarm
2. Dominanter Oberarm
3. Nichtdominante Hand und Unterarm
4. Nichtdominanter Oberarm
5. Stirn
6. Obere Wangenpartie und Nase
7. Untere Wangenpartie und Kiefer

8. Nacken und Hals
9. Brust, Schultern und obere Rückenpartie
10. Bauchmuskulatur
11. Dominanter Oberschenkel
12. Dominanter Unterschenkel
13. Dominanter Fuß
14. Nichtdominanter Oberschenkel
15. Nichtdominanter Unterschenkel
16. Nichtdominanter Fuß

Wenn man einem Klienten beibringen will, sich zu entspannen, müssen bei jeder Muskelgruppe folgende Abläufe hintereinandergereiht werden:

1. Der Klient soll sich auf die Muskelgruppe konzentrieren.
2. Auf ein vereinbartes Signal des Therapeuten hin wird die Muskelgruppe angespannt.
3. Die Spannung soll 5–7 Sekunden dauern (für die Füße kürzer).
4. Auf ein weiteres Zeichen hin wird die Muskelgruppe gelockert.
5. Der Klient soll sich auch während des Lockerns auf die Muskelgruppe konzentrieren.

LEITUNG DES VORGEHENS

Der Therapeut kann diese Abfolge leicht einhalten, wenn er relativ standardisierte Anweisungen gibt. Um den ersten Schritt der Abfolge zu beginnen, soll der Therapeut zum Beispiel sagen: »Gut, ich möchte, daß Sie sich nun ganz auf die Muskeln der rechten Hand und des rechten Unterarms konzentrieren.«

Wenn dieser Schritt getan ist, kann der Therapeut den Spannungszyklus zeitlich genau bestimmen, indem er z. B. sagt: »Um die Muskeln der rechten Hand und des rechten Unterarms anzuspannen, machen Sie eine feste Faust, jetzt.«

Es wird also zur Anspannung aufgefordert mit Hinweisen auf welche Muskelgruppe und darauf, wie angespannt werden soll. Bevor der Therapeut »jetzt« gesagt hat, sollte der Klient nicht mit dem Anspannen beginnen. Dies Wort sollte dem Klienten zum Signal für Anspannung werden. Es ist wichtig, ein bestimmtes Zeichen für die Anspannung zu haben, damit der Therapeut die Dauer der Spannung genau ermitteln kann. Der Beginn der Anspannung darf nicht zufällig sein.

Als dritten Schritt läßt man den Klienten einfach die Spannung für 5–7 Sekunden halten. In dieser Zeit sollte der Therapeut den Klienten durch Bemerkungen wie »Fühlen Sie das Ziehen der Muskeln; achten Sie darauf, wie Spannung in diesen Muskeln sich anfühlt, wie sie hart und fest bleiben«, unterstützen, damit er sich auf die Empfindungen der Anspannung konzentrieren kann. Solche Bemerkungen sollten nur so oft gemacht werden, daß sie die Zeitdauer der Spannungsperiode nicht über 7 Sekunden hinaus verlängern. Wichtig ist, daß der Therapeut den Klienten in der Konzentration auf dessen Spannungsgefühle hält.

Die Anspannungszeit sollte der Therapeut durch eine immer wiederkehrende Formel wie »Gut, entspannen« beenden. Nun ist die Muskelgruppe gelockert, und der Therapeut muß nun den Klienten sich auf die Empfindungen konzentrieren lassen, die in der entspannten Muskelgruppe auftreten. Um das zu erreichen, äußert der Therapeut für 30 bis 40 Sekunden nun Feststellungen, die dazu dienen, den Klienten auf den auftretenden Entspannungsprozeß aufmerksam werden zu lassen. Der Therapeut soll mit diesen Bemerkungen lediglich dem Klienten verdeutlichen, was vor sich geht. Dadurch soll der Klient zu einem passiven und sorgfältigen Beobachter dieser Vorgänge werden.

Diese Äußerungen sollten deshalb von seiten des Therapeuten auch anregend und nicht vorschreibend sein. So könnte der Therapeut sofort nach der Anweisung »Entspannen« sagen: »Lassen Sie einfach diese Muskeln los, achten Sie auf den Unterschied zwischen Spannung und Entspannung, konzentrieren Sie sich auf die Empfindungen, die in diesen Muskeln sind, während sie immer lockerer werden.« (Alle möglichen derartigen Äußerungen, die an dieser Stelle gemacht werden können, sind im Anhang B aufgeführt.)

Immer sollte der Therapeut suggestive oder vorschreibende Feststellungen vermeiden, wie »Entspannen Sie diese Muskeln immer mehr« oder »Diese Muskeln entspannen sich jetzt immer mehr«. Für diese Warnung gibt es zwei Gründe. Erstens könnte Suggestion zu hypnoseähnlichen Erscheinungen führen. Dies soll aus Gründen vermieden werden, die wir in Kapitel 11 besprechen. Zweitens können Suggestionen dem, was bei dem Klienten tatsächlich vor sich geht, widersprechen. Wenn z. B. eine Muskelgruppe nicht entspannt ist und der Therapeut sagt: »Diese Muskeln sind völlig entspannt«, wird der Klient entweder fürchten, er/sie habe etwas falsch gemacht, oder aber meinen, der Therapeut sei unfähig. Wir möchten natürlich nicht für unfähig gehalten werden, jedoch ist das noch das kleinere Übel, verglichen mit einem Klienten, der sich selbst unfähig oder unzulänglich fühlt. So eine Angst würde einen Entspannungszustand, den der Therapeut ja gerade herbeizuführen wünscht, eher verhindern. Daher sollten alle Äußerungen des Therapeuten in der Entspannungsperiode indirekt sein. Damit ermutigt man den Klienten in der Konzentration auf die gelockerte Muskelgruppe.

Nach den 30–40 Sekunden der Entspannungsäußerungen wird die Folge Anspannen — Lockern wiederholt; dazu sagt der Therapeut z. B.: »Gut, spannen Sie die Muskeln der rechten Hand und des rechten Unterarms bitte noch mal an, jetzt.« Nach 5–7 Sekunden Anspannen wird der Klient angewiesen zu entspannen und hört erneut jetzt für 45–60 Sekunden indirekte Äußerungen über Entspannung und die Konzentration darauf. Bei fortgeschrittenen Klienten ist die erwünschte Entspannungstiefe auch oft ohne den zweiten Anspannungs-/Entspannungszyklus zu erreichen. Dennoch ist es gut, diesen Zyklus zu wiederholen, da dadurch die Muskelspannung noch stärker verringert werden kann. Auch glauben manche Klienten, die das Gefühl tiefer Entspannung nicht kennen, eine Muskelgruppe sei schon völlig entspannt, obschon das tatsächlich nicht so ausgeprägt der Fall ist, wie es nach einem zweiten Zyklus sein könnte.

WIE MAN VÖLLIGE ENTSPANNUNG SICHERSTELLT

Jede der 16 Muskelgruppen wird auf diese Art zweimal angespannt und gelockert. Bevor er die nächste Muskelgruppe angeht, muß der Therapeut aber nun feststellen, ob tatsächlich in dem begrenzten Bereich eine tiefe Entspannung eingetreten ist. Das geht am besten mittels des Handzeichens, auf das man sich während der Erläuterung der Grundzüge geeinigt hat. Nach den 45–60 Entspannungssekunden nach dem zweiten Anspannungszyklus sollte der Therapeut z. B. sagen: »Wenn sich die Muskeln der rechten Hand und des rechten Unterarms völlig entspannt anfühlen, bitte ich Sie, mir das durch Heben des kleinen Fingers der rechten Hand anzuzeigen.« (Beachten Sie wiederum, die zeichengebende Hand soll die dem Therapeuten nächstliegende sein.) Folgende Aufforderung sollte, außer bei der ersten Hand-Unterarmgruppe, bei allen folgenden gemacht werden: »Wenn die Muskeln von ... so tief entspannt sind wie die von ..., zeigen Sie es mir bitte an.« Die Vergleiche zwischen den Gruppen sind:

1. Der dominante Oberarm zu dominanter Hand und dominantem Unterarm
2. Die nichtdominante Hand und Unterarm zu dominanter Hand und Unterarm
3. Der nichtdominante Oberarm zu nichtdominanter Hand und Unterarm
4. Die Stirn zum nichtdominanten Oberarm
5. Die mittlere Gesichtspartie zur Stirn
6. Die untere zur mittleren Gesichtspartie
7. Der Nacken zu allen Gesichtsmuskeln

8. Die Brust, die Schultern und die Rückenpartie zum Nakken
9. Die Bauchmuskulatur zur Brustmuskulatur
10. Der dominante Oberschenkel zu den Bauchmuskeln
11. Der dominante Unterschenkel zum dominanten Oberschenkel
12. Der dominante Fuß zum dominanten Unterschenkel
13. Der nichtdominante Oberschenkel zum dominanten Oberschenkel
14. Der nichtdominante Unterschenkel zum dominanten Unterschenkel
15. Der nichtdominante Fuß zum dominanten Fuß

Wenn im Verlaufe des Trainings weniger Muskelgruppen einbezogen werden, sollte jede Gruppe mit der vorhergehenden verglichen werden.

Wenn der Klient anzeigt, daß die betreffende Muskelgruppe völlig entspannt ist (oder so entspannt wie die Vergleichsgruppe), könnte der Therapeut sagen: »Gut, lassen Sie diese Muskeln weiter entspannt, wir wenden uns jetzt der nächsten Gruppe, dem rechten Oberarm, zu.« Dann wird der ganze Vorgang mit der nächsten Gruppe wiederholt. Es geschieht selten, vor allem am Anfang, daß der Klient jedesmal völlige Entspannung anzeigt, wenn er gefragt wird. Tatsächlich vermutet ein Therapeut, wenn der Klient in der ersten Sitzung jedesmal völlige Entspannung bestätigt, daß es sich um einen sehr fügsamen Menschen handelt, der wahrscheinlich nicht entspannt ist, jedoch fürchtet, dem Therapeuten Unannehmlichkeiten zu machen. Gewöhnlich läßt sich das bei den Fragen im Anschluß an die erste Sitzung abklären (auf diese Fragen wird weiter unten eingegangen).

Es gibt zusätzlich zu diesen Fragen einige ziemlich objektive Anzeichen, die der Therapeut am Klienten beobachten kann. Wenn ein Klient völlige Entspannung in jeder Muskelgruppe signalisiert, gleichzeitig aber in seinem Sessel herumzappelt, nicht ruhig und gleichmäßig atmet, seine/ihre

Augen oft öffnet, versucht, mit dem Therapeuten zu sprechen, oder sich in anderer Weise nicht entspannt verhält, sollte der Therapeut sich nicht von den Entspannungssignalen des Klienten beeindrucken lassen. Während der Sitzung kann man dieses Problem vielleicht verringern, indem man sagt: »Bitte zeigen Sie keine Entspannung an, bevor Sie nicht die betreffende Muskelgruppe als wirklich tief entspannt spüren.« Man sollte den Klienten auch daran erinnern, daß es gut sei, fehlende Lockerung anzuzeigen (d. h. kein Entspannungssignal zu geben), und daß der Klient nicht meinen soll, er enttäusche dadurch den Therapeuten. Der Klient sollte merken und wissen, daß eine sehr gute Entspannung angestrebt wird und nicht ein Durchstehen von Entspannungsprozeduren. (Diese Schwierigkeiten und viele andere werden etwas genauer im Kapitel 9 abgehandelt.)

Wenn man nach zwei Anspannungs-/Entspannungsdurchgängen noch kein Entspannungssignal erhält, wird gewöhnlich der Zyklus wiederholt. Versuchen Sie erneut, die Konzentration des Klienten zu gewinnen, lassen Sie ihn die Muskelgruppe 5–7 Sekunden lang anspannen, und dann lockern und reden Sie 45–60 Sekunden indirekt über Entspannung. Danach kann man erneut nach dem Entspannungssignal fragen. Gewöhnlich ist man damit doch schließlich erfolgreich, man sollte es jedoch nicht endlos fortsetzen. Wenn daher ein Klient nach 4–5maliger Anspannung immer noch kein Signal für Entspanntsein geben kann, sollte man nach einer anderen Lösung suchen (siehe auch Kapitel 9). Eine weitere Wiederholung des Vorgehens wäre nicht ratsam, weil es den Klienten ermüden würde oder sogar in der gerade anzuspannenden Gruppe von Muskeln schmerzhaft sein kann.

Zwei Änderungen im Vorgehen

Wenn es nicht besonders schwierig ist, eine der betreffenden Muskelgruppen zu entspannen, geht die Sitzung weiter. Mit zwei Ausnahmen ist das Vorgehen für alle 16 Muskelgruppen unverändert. Als erstes sollen die Muskeln der Füße wegen der Gefahr eines Krampfes nicht länger als 5 Sekunden angespannt werden. Daß sich die Muskeln verkrampfen könnten, sollte dem Klienten nicht direkt mitgeteilt werden, weil sonst unnötige Angst entstehen könnte. Bei jeder Muskelgruppe, die bei dem betreffenden Klienten leicht zu Krämpfen neigt, sollte die Anspannungszeit verkürzt werden. Wenn z. B. ein Klient leicht Krämpfe in den Waden bekommt, sollte der Therapeut den Spannungszyklus verkürzen und erforderlichenfalls auch bitten, diese Muskeln nicht so intensiv anzuspannen wie die anderen. Dem Klienten sollte mitgeteilt und klargemacht werden, daß dadurch Krämpfe weniger leicht auftreten.

Die zweite Änderung im Vorgehen betrifft die Muskeln der Brust, der Schultern und der oberen Rückenpartie während der Entspannung. Hier werden zwei Abänderungen im Wortlaut eingeführt. Die erste besteht darin, nach der Anspannung indirekte Atemanweisungen den anderen Bemerkungen anzufügen. D. h., der Therapeut kann, nachdem er die Brustmuskulatur einbezogen hat, bei allen weiteren Muskelgruppen indirekte Atemsuggestionen geben. So könnte der Therapeut nach Lockerung einer Muskelgruppe etwa sagen: »Beachten Sie, wie langsam und gleichmäßig Sie atmen.« Der Therapeut kann auch den Rhythmus seiner Bemerkungen auf den Atemrhythmus des Klienten abstimmen.

Die zweite Änderung besteht in der Aufforderung, der Klient möge tief einatmen und den Atem anhalten. Dies kann man beim Anspannen aller folgenden Muskelgruppen weiterführen. Es sollte daher dem Klienten gesagt werden: »Ich werde Sie jetzt bei jeder anzuspannenden Muskelgruppe bitten, tief einzuatmen, den Atem anzuhalten und auszuatmen, wenn Sie die Spannung lockern.« Dies ändert die Therapeutenanweisung zum Anspannen. Nachdem der Klient z. B. auf den Bereich des Bauches konzentriert ist, sollte der Therapeut sagen: »Gut, atmen Sie tief ein und machen Sie die Bauchmuskeln hart, damit Sie diese Muskeln anspannen, jetzt.« Diese Aufforderung, tief einzuatmen, haben wir nur deswegen hinzugefügt, um den Klienten an das neue Vorgehen zu erinnern. Diese Technik, den Atem anzuhalten, hat mindestens zwei Vorteile. Zunächst koppelt sie das Ausatmen an das Gefühl der Entspannung, und das kann sehr wirkungsvoll die Fähigkeit, sich zu entspannen, fördern. Vor allem ist das der Fall, wenn es zu Hause geübt wird. Des weiteren wird wahrscheinlich dadurch eine sichere, sehr tiefe Entspannung der Muskeln der Brust und des Bauches erreicht. Diese Partien sind gewöhnlich, wenn nicht immer, von Spannungen betroffen, denen die Menschen in verschiedensten Lebenssituationen ausgesetzt sind. Deshalb ist es so wichtig, den Klienten gerade zur Entspannung dieser Muskelpartien zu befähigen.

Zusammenfassung und Überprüfung

Nachdem der Klient bei allen 16 Muskelgruppen Entspannung angezeigt hat, überprüft der Therapeut den Entspannungszustand des Klienten. Der Therapeut sollte alle Muskeln, die entspannt worden sind, aufzählen und zu weiterer Entspannung auffordern. Das kann z. B. folgendermaßen geschehen: »Gut, jetzt haben wir die Muskeln der Arme und Hände entspannt; lassen Sie sie weiterhin gelockert. Wir haben die Muskeln des Gesichts und des Nackens entspannt; lassen Sie sie weiter tief entspannt. Wir haben die Muskeln der Brust, der Schultern, des Rückens und des Bauches gelockert; entspannen Sie sie weiter. Wir haben die Muskeln der Beine und Füße entspannt, lassen Sie diese Muskeln weiter völlig locker.«

Wenn die Zusammenfassung fertig ist, kann der Therapeut den Entspannungszustand leicht überprüfen, indem er fragt: »Jetzt bitte ich um Ihr Fingerzeichen, wenn Sie irgendwo in Ihrem Körper noch die geringste Spannung empfinden.« Wenn der Klient nicht signalisiert, heißt das, daß er/sie sich am ganzen Körper völlig entspannt fühlt. Wenn der Therapeut sich überzeugen will, ob der Klient die Frage gehört hat, kann er z. B. noch fragen: »Gut, ich bitte Sie anzuzeigen, ob Sie sich am ganzen Körper völlig entspannt fühlen.« Wenn der Klient sein Zeichen gibt, hat er dem Therapeuten seinen Entspannungszustand bestätigt, und die Sitzung kann, wie unten beschrieben, beendet werden.

Gibt der Klient auf die Frage kein Zeichen, ist der Therapeut herauszufinden gezwungen, wo noch Spannung ist und wie man sie beseitigen kann. Dazu kann man ganz einfach den Klienten auffordern, dann zu signalisieren, sobald beim Aufzählen aller 16 Muskelgruppen die genannt wird, die noch verkrampft ist. Danach sollte der Therapeut langsam die 16 Gruppen aufzählen. Der Therapeut sollte sich weiterhin merken, bei welchen Muskelgruppen der Klient signalisiert hat.

Wenn herausgefunden worden ist, wo es noch Schwierigkeiten gibt, geht man weiter wie früher beschrieben; d. h., die Gruppe wird erneut angespannt und gelockert. Dadurch wird gewöhnlich jede Restspannung, die sich über die Sitzung hin aufgebaut hat, beseitigt. (Wenn irgendwo noch ein Spannungsgefühl vorhanden ist, beweist das nicht, daß diese Gruppe von Muskeln nie entspannt war. Klienten berichten oft von einer leichten erneuten Spannung an Stellen, die schon entspannt waren.) Bevor man andere Anspannungsmethoden einführt, sollten zwei Zyklen von Anspannung — Entspannung noch versucht werden.

Der Therapeut sollte ein Zeichen vom Klienten erhalten, daß diese Gruppe nun völlig entspannt ist, und dann die eigentliche Überprüfungsfrage wiederholen: »Ich bitte Sie anzuzeigen, wenn Sie irgendwo in Ihrem Körper noch Spannung spüren.«

Hat sich der Therapeut vergewissert, daß keine Restspannung mehr vorhanden ist, kann er die Sitzung beenden. Es ist jedoch günstig, den Klienten noch 1 bis 2 Minuten den Zustand tiefer Entspannung empfinden zu lassen, bevor man endet. Während dieser Zeit kann der Therapeut schweigen oder in Abständen von 15—20 Sekunden indirekt auf den angenehmen Zustand verweisen, um die Konzentration des Klienten auf diesen Zustand aufrechtzuerhalten. Diese Hinweise sollten darauf aufmerksam machen, wie sich völlige und tiefe Entspannung anfühlt.

Die Beendigung der Entspannung

Der Therapeut beendet die Sitzung nach dieser Periode angenehmen Genießens der Entspannung. Dem Klienten sollte gesagt werden, daß der Therapeut von 4 abwärts zählen wird und daß der Klient bei der Zahl 4 beginnen soll, die Füße und Beine, bei der Zahl 3 Hände und Arme, bei der Zahl 2 Kopf und Hals zu bewegen und bei der Zahl 1 seine/ihre Augen zu öffnen. Dabei soll der Therapeut einige Suggestionen über Wohlbefinden und Entspanntfühlen einflechten, z. B.: »Dann bei der Zahl 1 werde ich Sie bitten, die Augen zu öffnen, während Sie sich ruhig und entspannt, angenehm entspannt fühlen, gerade so als wären Sie kurz eingeschlafen.« Diese Bemerkung über ein kurzes »Nickerchen« ist sehr hilfreich, weil sich viele Klienten, wenn sie aus der ersten Sitzung »erwachen«, leicht schwindlig und unorientiert fühlen, da sie nie vorher eine so tiefe Entspannung erlebt haben, wie sie sie jetzt in der ersten Sitzung erreichten. Aus dieser Entspannung herauszukommen ist dem Aufwachen ähnlich, daher verhilft eine solche Bemerkung am Ende der Instruktion dazu, Sorgen, die sich der Klient über seine Empfindungen machen könnte, zu zerstreuen.

Befragen nach der Entspannung

Nach der Sitzung sollte der Therapeut einige wichtige Fragen stellen. Diese werden in einer weitgehend vorgegebenen Form gestellt, und der Therapeut sollte die Antworten genau beachten. Zunächst sollte eine offene Frage wie: »Wie fühlen

Sie sich?« oder »Na, wie war's?« oder »Wie hat es Ihnen gefallen?« gegeben werden. Die Antwort sollte eine Reaktion auf das gesamte Vorgehen sein und eine Reihe recht allgemeiner Feststellungen enthalten. Hier sollte der Therapeut nun genauere Auskünfte durch spezifische Fragen nach allen möglichen Problemen, die während der Sitzung aufgetaucht waren, sammeln; z. B.: »Was für Schwierigkeiten hatten Sie, die Nackenmuskeln zu entspannen?«

So kann der Therapeut mit dem Klienten zusammen die Bereiche herausfinden, in denen die Entspannung nicht routinemäßig eintrat. Ging jedoch alles ziemlich glatt, kann der Therapeut allgemeiner fragen wie: »Überdenken Sie bitte die Sitzung, und berichten Sie, ob es irgendwann schwierig für Sie war, die verschiedenen Muskelgruppen zu entspannen.« Meistens erwähnt der Klient einige Probleme oder fragt etwas, was er/sie während der Sitzung nicht anbringen konnte.

Ob nun Probleme vom Klienten spontan oder durch den Therapeuten angesprochen werden, wichtig ist, daß eine Übereinkunft zur Lösung gefunden wird. Wenn ein anderer Anspannungsmodus notwendig ist, sollte er festgelegt werden; wenn etwas von den Erklärungen des Therapeuten unklar geblieben ist, sollte es jetzt klargestellt werden. Ziel dieser Problemsammlung ist es, die Schwierigkeiten nacheinander zu beseitigen, damit der Entspannungsvorgang reibungslos und routinemäßig läuft. (Im Kapitel 9 haben wir versucht, alle Schwierigkeiten, die nach unserer Erfahrung auftreten können, anzusprechen. Allerdings können wir nicht garantieren, daß der Leser auf keine weiteren ungewöhnlichen Probleme stoßen wird; der Therapeut muß dafür dann selbst eine passende und originelle Lösung finden.)

Während dieser Zeit der Problemlösung sollte der Therapeut durchgehend Zuversicht ausstrahlen. Mit den Schwierigkeiten sollte man routiniert umgehen. Der Therapeut kann andeuten, daß solche Probleme auch früher aufgetreten sind und daß es Wege gibt, sie zu lösen. Dem Klienten sollte versichert werden, daß die Schwierigkeiten mit aller Wahrscheinlichkeit verschwinden werden, wenn er das neue Vorgehen praktiziert.

Nachdem alle während der Sitzung aufgetauchten Schwierigkeiten besprochen und gelöst sind, kann der Therapeut den Klienten bitten, mit eigenen Worten das Gefühl der Entspannung zu beschreiben. Dies hilft dem Therapeuten verstehen, was gerade dieser Klient für Empfindungen hat, und es ermöglicht ihm, die Anweisungen diesem Klienten anzupassen. Wenn z. B. der Klient sagt, seine/ihre Glieder hätten sich leichter angefühlt oder er/sie habe sich wärmer oder kälter gefühlt, kann der Therapeut das festhalten und bei der nächsten Sitzung als Suggestion verwenden. Hat ein Klient ein Wärme- und Schweregefühl angegeben, so könnte der Therapeut in der folgenden Sitzung etwa sagen: »Beachten Sie das warme und schwere Entspannungsgefühl, das in die Muskeln fließt, sowie Sie sich mehr entspannen.« Auf diese Weise lassen sich Suggestionen vermeiden, die für den betreffenden Patienten nicht stimmen. Informationen sollten also sorgfältig registriert und in den folgenden Sitzungen eingebaut werden.

An dieser Stelle sollte auch gefragt werden, ob irgendeine Aussage des Therapeuten während dieser Anfangssitzung dem Klienten es erschwert hat, sich zu entspannen. Wenn der Klient so eine Aussage bestätigt, sollte sie in Zukunft natürlich unterlassen werden. Andererseits sollten Aussagen erfragt werden, die die Entspannung erleichterten, und diese dann in den nächsten Sitzungen besonders betont werden.

Anweisung für die häuslichen Übungen

Wenn alle Schwierigkeiten durchgegangen worden sind und der Therapeut besser weiß, was er in den folgenden Sitzungen zu sagen hat, wird die erste Sitzung mit der Beschreibung der »Hausaufgabe« beendet. Wie wichtig das Üben ist, kann man dem Klienten gegenüber gar nicht übertreiben; der Therapeut sollte immer wieder betonen, daß Entspannung eine Fähigkeit ist, die durch Üben gelernt wird. Der Klient sollte angehalten werden, jeden Tag zweimal für 15–20 Minuten zu üben, wobei zwischen den zwei täglichen Sitzungen mindestens 3 Stunden Abstand sein sollte.

Der Klient könnte nun fragen, wieso die Übungsstunde so kurz sein kann, während die Anfangssitzung so lang dauerte. Dafür kann man zwei Gründe nennen: 1. Die Anfangssitzung war eine Einführung in das Vorgehen, und mit zunehmender Übung wird der Klient schneller eine tiefe Entspannung erreichen, und 2. kann der Klient gezielter auf die Empfindungen in seinem/ihrem Körper achten und ein wirksameres Durchlaufen der Übung erreichen. Vieles von dem langsameren Vorgehen des Therapeuten ist nicht nötig, um eine Entspannung zu erzielen, und die meisten Klienten finden 15–20 Minuten, auch zu Beginn des Trainings, für völlig ausreichend. Der Therapeut und der Klient sollten auch im Detail die häusliche Situation des Klienten durchsprechen und darüber entscheiden, in welcher Umgebung das Üben stattfinden soll. Da die meisten Klienten keine bequemen Lehnstühle haben, sind andere Möglichkeiten, wie das Bett, aufzuzeigen. Der Klient sollte sich einfach auf das Bett mit dem Kopf auf einem Kissen legen. Möglich ist auch ein gut gepolsterter Stuhl mit einem Fußschemel. Das reicht völlig aus, wenn es für den Klienten angenehm ist. Wenn keine dieser Möglichkeiten zur Verfügung steht, sollte der Therapeut herausfinden, wo eine bequeme Möglichkeit für die Entspannungsübung gegeben ist.

Für ein erfolgreiches häusliches Üben gibt es mehrere Bedingungen. Erstens muß, wie erwähnt, ein bequemer Stuhl oder ein Bett zur Verfügung stehen. Zweitens muß der Klient da üben, wo eine Störung durch andere Leute, Telefon, Türglocken u. a. unwahrscheinlich ist. Um das zu erreichen, bedarf es möglicherweise einiger Überlegungen von seiten des Therapeuten und Klienten. Schließlich sollte der Klient angehalten werden, nur zu den Zeiten zu üben, in denen kein Zeitdruck für ihn besteht. Z. B. sollte nicht 15–20 Minuten vor einem Termin geübt werden.

Ideal zum Üben ist eine Situation, in der der Klient für längere Zeit nichts zu tun hat und in der er seine ganze Aufmerksamkeit auf die Übung konzentrieren kann. Da ruhige Tageszeiten bei den Leuten sehr verschieden liegen, ist es sinnvoll, die Zeit nach der Arbeit, nach dem Essen oder vor dem Einschlafen vorzuschlagen. Am wichtigsten ist jedoch, die genannten Bedingungen zu erfüllen.

Der Klient muß zum Üben motiviert werden. Der Therapeut sollte seine ganze klinische Erfahrung einsetzen, um regelmäßiges Üben zu gewährleisten, und sollte Entschuldigungen und Ausflüchte des Klienten nicht leicht hinnehmen. Der Klient sollte daran erinnert werden, daß er durch mangelndes Üben das Tempo verlangsamt, mit dem er die Fähigkeit, sich zu entspannen, lernt.

Die Stimme des Therapeuten

In der progressiven Muskelentspannung ist es genauso wichtig, *wie* der Therapeut etwas sagt, wie *was* er sagt. Feinste Änderungen der Lautstärke und des Tonfalls sind für die richtige Darstellung dieses Verfahrens sehr wichtig.

Die erste Entspannungssitzung sollte der Therapeut in einem Unterhaltungston beginnen, z. B. in derselben Lautstärke, wie sie bei der Darstellung der Grundzüge angewandt wurde. Während der ersten Sitzung sollte jedoch die Stimme des Therapeuten mehr und mehr zurückgenommen werden, und zwar in Anlehnung an die zunehmende Entspannung des Klienten. Allerdings sollte der Therapeut nie so leise sprechen, daß der Klient die Anweisungen kaum noch hören kann. Der Therapeut sollte sorgfältig darauf achten, nicht hypnotische oder verführerische Nuancen in die Stimmqualität zu legen; der Ton sollte weich und ruhig, eher monoton, jedoch nicht absichtlich hypnotisch sein. Zusätzlich zum leiseren Sprechen mit andauernder Sitzung sollte der Therapeut auch das Sprechtempo verlangsamen, ungefähr wenn die Sitzung zur Hälfte oder zu zwei Drittel vorüber ist. Die Änderung in der Sprechgeschwindigkeit, Lautstärke und im Tonfall sind sehr fein und werden am besten durch Bandaufnahmen kontrolliert.

Der Spannungs-/Entspannungs-Stimmzyklus

Innerhalb der insgesamt leiser und langsamer werdenden Stimme des Therapeuten sollte eine zyklische Schwankung, je nach Inhalt des Gesprochenen, stattfinden. Die Stimme des Therapeuten sollte also anders klingen bei Anweisungen zur Muskelanspannung als bei indirekten Suggestionen zum Entspannen und Richten der Aufmerksamkeit. Wenn der Therapeut das Zeichen zum Anspannen einer Muskelgruppe gibt, sollte seine Stimme in Lautstärke, Tempo und Spannung zunehmen. Dies sollte für den Klienten deutlich wahrnehmbar sein und wird am ehesten dadurch erreicht, daß der Therapeut selbst eine Muskelgruppe anspannt. (Wohl am besten ist dazu die Gruppe der Hand- und Unterarmmuskeln der dominanten Körperseite geeignet.) Diese Anspannung sollte sich in der Stimmqualität niederschlagen. Beim Zeichen zur Entspannung sollte sich die Stimme des Therapeuten erneut ändern. Er sollte die Spannung der Muskelgruppe lockern und auch die Spannung in der Stimme und vielleicht gleichzeitig mit dem Entspannungssignal ausatmen. D. h., das Ausatmen tritt bei dem Wort »entspannen« auf. Der Unterschied zwischen dem Ende der Anspannungszeit und dem Beginn der Entspannung sollte scharf sein, nicht nur was die Anweisung anbelangt, sondern auch bezüglich des Klanges der Stimme des Therapeuten. Dieser Unterschied hilft dem Klienten, zwischen Anspannung und Entspannung zu differenzieren.

Einige Warnungen

Nie sollte während der Sitzung etwas Dramatisches oder Theatralisches in der Stimme des Therapeuten sein. Vielmehr sollte sie als ein Werkzeug zur Unterstützung des Entspannungsvorgangs eingesetzt werden. Zum Schluß der Sitzung sollten die Reaktionen des Klienten auf Art und Inhalt des Gesagten besprochen werden. Der Therapeut sollte sich vergewissern, daß die Qualität seiner Stimme nicht störend für den Klienten war; er sollte nicht mit der Versicherung zufrieden sein, daß der Inhalt des Gesprochenen richtig war.

Im Kapitel 5 wurde der Leser gewarnt, für die Darlegung der Grundzüge eine Rede auswendig zu lernen. Die gleiche Warnung ist auch hier angebracht; wir halten es nicht für empfehlenswert, das verbale Verhalten des Therapeuten, wie es im Text gegeben ist, genau nachzuahmen. Es ist gut, die allgemeinen Regeln und das Vorgehen in der Stimmgebung zu beachten, doch muß es im Einklang mit dem eigenen Sprechstil des Lesers geschehen. Wichtig ist ein natürlicher, vertrauenerweckender und sachkundiger Klang der Stimme.

7. Abweichungen vom Grundverfahren

Sobald der Klient in der Lage ist, sich mit der Abfolge von Anspannung und Entspannung in 16 Muskelgruppen tief zu entspannen, kann der Therapeut eine Reihe von Verfahren einführen, die den Aufwand an Zeit und physischer Anstrengung zum Erreichen der Entspannung verringern sollen. Man beginnt damit, die zur Entspannung beteiligten Muskelgruppen schrittweise auf vier zu reduzieren. Wenn das erfolgt ist, wird der Therapeut ein Verfahren einführen, bei dem die Muskelgruppen nur genannt werden. Bei diesem Verfahren wird das Anspannen der Muskeln unterlassen, und der Klient lernt, sich an die Gefühle, die mit Anspannung und Lockern verbunden waren, zu erinnern. Die Kontrolle über den Spannungszustand der Muskulatur ist zu diesem Zeitpunkt sehr gut, und es ist nicht mehr notwendig, die Muskeln wirklich anzuspannen. Wenn auch dies gemeistert ist, tritt die Entspannung allmählich mehr im ganzen Körper auf als in einzelnen Muskelgruppen, und zuletzt lehrt man den Klienten, sich durch ein Zählverfahren zu entspannen, das weder das Anspannen der Muskeln noch ihre Vergegenwärtigung erfordert.
Eine Technik, mit deren Hilfe der Klient ohne eine sichtbare Anstrengung willentlich seine Anspannung kontrollieren und seinen ganzen Körper entspannen kann, hat sehr viele Vorteile. Das läßt sich schon daraus ersehen, daß es unpraktisch wäre, wenn sich der Klient zum Entspannen im Stuhl zurücklehnen und die Augen schließen müßte. Entspannen wird so zu einer Fähigkeit, die der Klient »mit sich

trägt« und in jeder bedrängenden Situation anwenden kann. Besonders wichtig ist diese Fähigkeit, wenn sich der Klient unbekannten Situationen aussetzt; sein/ihr Selbstvertrauen wird durch ein Handwerkszeug, das jederzeit benutzt werden kann, um eine ängstliche Spannung zu erleichtern, sehr vergrößert. Die Vergegenwärtigung und das Zählverfahren sind wichtige Bestandteile einer Technik, die als »*differentielle Entspannung*« bekannt ist. Darüber werden wir im Kapitel 8 berichten.

ENTSPANNUNGSVERFAHREN FÜR SIEBEN MUSKELGRUPPEN

Bei diesem Vorgehen ist es, wie auch bei dem folgenden, sehr wichtig, den Klienten umfassend über die geplanten Änderungen der Verfahrensweise zu unterrichten. Der Therapeut sollte den Klienten mit den zusammengefaßten Muskelgruppen, die in dem Sieben-Gruppen-Verfahren angewandt werden, vertraut machen. Die ursprünglichen 16 Gruppen werden wie folgt zusammengefaßt:

1. Die Muskeln des Arms der dominanten Körperseite werden als Einzelgruppe angespannt und entspannt; auf diese Weise werden Hand, Unterarm und Oberarm erfaßt. Wie man den gesamten Arm anspannt, kann von Klient zu Klient verschieden sein; der einfachste Weg ist wohl, dem Klienten seinen/ihren Arm vor sich, in der Ellenbeuge 45 Grad angewinkelt, hochhalten und eine Faust machen zu lassen. Dadurch werden die Muskeln der Hand, des Unterarms und des Oberarms gleichzeitig angespannt. Der Klient kann aber auch, als andere Möglichkeit, seinen/ihren Arm auf der Lehne liegen lassen, in der Ellenbeuge anwinkeln, eine Faust machen und den Ellenbogen auf die Lehne pressen. Natürlich kann auch jeder andere Weg, der die gewünschte Anspannung gewährleistet, gewählt werden; die hier erwähnten Möglichkeiten haben sich jedoch in der Vergangenheit als erfolgreich erwiesen.

2. Die Muskeln des nichtdominanten Arms bilden die zweite Gruppe und werden wie Gruppe 1 ge- und entspannt.
3. Die nächstfolgende Gruppe faßt die vorher getrennten 3 Gesichtsmuskelgruppen zusammen. Der Klient wird dabei gebeten, die drei vorher einzeln durchgeführten Anspannungsweisen gleichzeitig anzuwenden. Der Klient soll also die Stirn runzeln, die Augen zusammenkneifen, die Nase rümpfen, die Zähne aufeinanderbeißen und die Mundwinkel zurückziehen. Dadurch soll der ganze Gesichtsbereich angespannt werden. (Manche Klienten finden es zunächst schwierig, einige dieser Gruppen zusammenzufassen; der Therapeut sollte diese zum Üben ermutigen und ihnen versichern, daß die hier angewandte Anspannung besonders wirksam ist, um besser die neuen Entspannungsfähigkeiten zu erlernen.)
4. Die vierte Gruppe ist identisch mit der in dem Sechzehn-Gruppen-Verfahren: Nackenmuskulatur. Diese Gruppe wird wie oben besprochen angespannt.
5. Die fünfte Gruppe umfaßt die Muskeln der Brust, der Schultern, der oberen Rückenpartie und die Bauchmuskeln. Hier holt der Klient zur Anspannung tief Luft, hält die Luft an, zieht die Schulterblätter nach hinten zusammen, während gleichzeitig der Bauch hart gemacht wird (oder eingezogen oder herausgestreckt).
6. Die Muskeln des dominanten Ober- und Unterschenkels und Fußes bilden die Gruppe sechs; hier spannt der Klient an, indem er das Bein leicht vom Stuhl hochhebt, die Zehen ausstreckt und den Fuß etwas nach innen dreht. Dies mag ebenfalls erst schwer sein, und der Klient muß vielleicht ausprobieren, wie er am besten Anspannung erreicht. Jedes Verfahren ist gut, solange es dem Zweck der Entspannung dienlich ist.
7. Das Vorgehen bei der siebten Gruppe (der nichtdominante Ober- und Unterschenkel und Fuß) ist dem der Gruppe 6 gleich.

Zum Ende der ersten Sitzung, in der sieben Gruppen verwendet wurden, sollte der Therapeut den Klienten fragen, ob er irgendwelche Probleme bemerkt habe. Die Fragezeit sollte in gekürzter Form, so wie nach der ersten Übungssitzung, durchgeführt werden. Nach dieser ersten Sieben-Gruppen-Sitzung sollte der Therapeut davon ausgehen können, daß das Vorgehen verstanden wurde und in allen Gruppen ohne Schwierigkeiten eine Anspannung erzielt wurde. Wichtig ist auch, sich darüber klarzuwerden, ob der Klient mit der Tiefe der Entspannung zufrieden war.

Während der ersten Sitzung mit einer verringerten Zahl von Muskelgruppen kann es sein, daß der Klient die Entspannung als nicht so befriedigend wie bei der gewöhnten Sechzehn-Gruppen-Übung beschreibt. Das ist kein Grund zur Aufregung, der Therapeut sollte den Klienten einfach auffordern, zu Hause nach dem verkürzten Verfahren zu üben und bei der nächsten Sitzung zu berichten, ob er tiefer entspannt war. Meist genügt eine Übungswoche, um hier befriedigende Ergebnisse berichtet zu bekommen. Wie bei dem ursprünglichen Vorgehen macht auch bei dem verkürzten Verfahren die Übung den Meister. Deshalb sollte der Therapeut darauf gefaßt sein, daß bei jeder Änderung im Übungsprogramm leichte Rückschläge auftreten können. Die Berichte des Klienten sollten im großen und ganzen jedoch einen Fortschritt und eine gesteigerte Wirkung des Verfahrens anzeigen. Wenn der Klient noch nach 2 bis 3 Wochen geringere Entspannung angibt als mit dem Sechzehn-Gruppen-Verfahren, sollte der Therapeut prüfen, welche Muskelgruppen nicht voll entspannt werden. Die Einzelübungen dieser Gruppen können dann getrennt geübt werden, ehe man sie erneut zusammenfaßt.

ENTSPANNUNGSVERFAHREN FÜR VIER MUSKELGRUPPEN

Dieses Verfahren stellt eine weitere Verkürzung dar. Die Gruppen werden folgendermaßen zusammengefaßt:

1. Die erste der vier Gruppen besteht aus den Muskeln von Hand, Unterarm und Oberarm rechts und links. Sie werden als eine Gruppe behandelt und einfach dadurch angespannt, daß der Klient die Anspannungsübung, die er/sie vorher für jeden Arm einzeln ausgeführt hat, auf beide gleichzeitig anwendet. Der Klient würde also entweder beide Arme anheben und anwinkeln oder beide auf der Armlehne belassen und an beiden Händen eine Faust machen.
2. Die zweite Gruppe umfaßt die mimische Muskulatur und Nackenmuskulatur. Um diesen ganzen Bereich anzuspannen, soll der Klient die Gesichtsmuskulatur gleichzeitig mit der Nackenmuskulatur anspannen. Dies wird in der Regel ausreichen und führt auch zu dem für die Spannung in der Nackenmuskulatur charakteristischen Zittern.
3. Die dritte Gruppe dieses Verfahrens umschließt die Muskeln der Brust, der Schultern, des Rückens und des Bauches. Es wird nichts gegenüber dem Sieben-Gruppen-Verfahren geändert.
4. Die letzte bei diesem Verfahren anzuspannende Muskelgruppe enthält die Muskeln von beiden Füßen, Unterschenkeln und Oberschenkeln. Auch hier muß der Klient einfach die Methode, in der er die Beine einzeln angespannt hat, auf beide gleichzeitig anwenden. Dies Verfahren enthält in der Regel keine Schwierigkeiten. Probleme entstehen oft lediglich durch Sessel, bei denen der Klient, sobald er beide Beine anspannt, das Gleichgewicht verliert oder herunterfällt. Wenn nur ein solcher Stuhl zur Hand ist, sollte man auf der Stufe des Sieben-Gruppen-Verfahrens bleiben und dem Klienten gestatten, die Beine einzeln anzuspannen, also gewissermaßen in einer Fünf-Gruppen-Technik.

Wenn der Klient erst einmal gelernt hat, sich mit vier Muskelgruppen tief zu entspannen, sollte das ganze Verfahren weniger als 10 Minuten dauern. Dies bedeutet zwar für den

Therapeuten wie Klienten einen Zeitgewinn, aber das ist nicht das einzige Ziel der hier beschriebenen Verfahren. Der Therapeut sollte keine Geschwindigkeitsrekorde anstreben. Hauptziel ist es, den Klienten zu befähigen, sich jederzeit tief entspannen zu können. Erst in zweiter Linie rangiert die Tatsache, daß dies schnell geschehen kann. Wenn der Therapeut versehentlich die Geschwindigkeit zu sehr betont hat, kann es bei dem Vergegenwärtigungsverfahren schwierig werden, da dann der Klient zu wenig Zeit hat, sich genau auf die Gefühle, die mit der Entspannung einhergehen, zu konzentrieren.

ENTSPANNUNG DURCH VERGEGENWÄRTIGUNG

Das Vergegenwärtigungsverfahren unterscheidet sich insofern von allen voraufgegangenen Verfahren, als der Klient keine muskuläre Anspannung mehr aufbringen muß. Es stützt sich auf die gesteigerte Befähigung des Klienten, sich auf Spannung und Entspannung zu konzentrieren. Vor der Anfangssitzung mit Vergegenwärtigung sollte der Klient voll und ganz über das zukünftige Vorgehen informiert werden. Der Therapeut sollte sich vergewissern, ob der Klient das Verfahren verstanden hat und bereit ist, es zu versuchen.
Entspannung durch Vergegenwärtigung beteiligt die gleichen vier Muskelgruppen, die im vorhergehenden Verfahren verwendet wurden: d. h. beide Arme als Gruppe 1, Gesicht und Nacken als Gruppe 2, Brust, Schulter, Rücken und Bauch als Gruppe 3 und beide Beine als Gruppe 4.
Bei diesem Verfahren sieht der Therapeut zwei aufeinanderfolgende Schritte vor: Zunächst soll der Klient sich auf jedwedes Spannungsgefühl in einer bestimmten Muskelgruppe konzentrieren und dann sich an die Gefühle erinnern, die mit dem Lockern dieser Spannung gekoppelt sind. Um die Konzentration des Klienten zu unterstützen, kann der Therapeut sagen: »Gut, jetzt konzentrieren Sie sich auf

die Muskeln der Arme und Hände und achten auf alle Spannungsgefühle, die Sie dort feststellen können. Beachten Sie, wo die Spannung ist und wie sie sich anfühlt.«

Danach kann der Therapeut direkt zur Entspannung übergehen, indem er z. B. sagt: »Gut, und nun entspannen Sie sich, indem Sie sich nur vergegenwärtigen, wie es war, als Sie diese Muskeln lockerten, sie mehr und mehr entspannten.« Der Therapeut sollte diese indirekten Suggestionen auf 35—45 Sekunden ausdehnen. Auf diese Weise entspricht dies Verfahren dem Spannungs-/Entspannungs-Zyklus lediglich mit dem Unterschied, daß die Anspannung nicht ausgeführt wird. Am Ende der 30—45 Sekunden indirekter Entspannungs-Suggestionen erbittet der Therapeut vom Klienten ein Zeichen, daß die betreffende Muskelgruppe völlig entspannt ist. Kommt das Zeichen, sollte der Therapeut zur nächsten Muskelgruppe übergehen. Signalisiert der Klient nicht, so sollte der Therapeut z. B. sagen: »Gut, konzentrieren Sie sich erneut auf die Muskeln der Arme und Hände; diesmal versuchen Sie genau herauszukriegen, wo noch Spannung ist, konzentrieren Sie sich ganz darauf, wie sich das anfühlt.« Dann sollte der Therapeut die Entspannungshilfe geben und 30—45 Sekunden lang indirekt die Vergegenwärtigung der Entspannung suggerieren.

Sollten ernstere Schwierigkeiten auftreten, eine bestimmte Muskelgruppe zu entspannen, kann der Therapeut das ursprüngliche Verfahren, nämlich die Muskelgruppe anspannen zu lassen, wieder einführen. Für die anderen Muskelgruppen sollte der Therapeut jedoch weiterhin das Verfahren mit Vergegenwärtigung anwenden und den Klienten dazu ermutigen, bei den häuslichen Übungen dieses Verfahren bei allen Muskelgruppen einzusetzen. Der Klient sollte zu der Erwartung gebracht werden, daß Üben ihn/sie für das Vergegenwärtigungsverfahren besser befähigt und daß Anfangsschwierigkeiten damit überwunden werden können; diese Erwartung wird fast immer erfüllt.

Mit Ausnahme der nicht mehr ausgeführten Anspannung ist dies Verfahren mit den anderen, früheren Übungsverfahren identisch (z. B. was die endgültige Beurteilung und das Vorgehen bei Beendigung der Übung betrifft).

Entspannung durch Vergegenwärtigung mit Zählen

Sobald der Klient gelernt hat, sich mit dem Verfahren der Vergegenwärtigung tief zu entspannen, kann der Therapeut ein Zählverfahren einführen, das der Klient später bei den häuslichen Übungen anwenden kann. Das Zählen wird am Ende einer erfolgreichen Entspannung durch Vergegenwärtigung, gerade vor Beendigung der Sitzung, wenn der Therapeut sicher ist, daß eine tiefe Entspannung erreicht worden ist, eingeführt. Jetzt soll der Therapeut dem Klienten erklären, er werde jetzt ein Vorgehen anwenden, das eine noch tiefere Entspannung erlaubt. Der Therapeut sagt etwa: »Während Sie nun völlig und tief entspannt bleiben, werde ich von 1 bis 10 zählen, und während ich zähle, lassen Sie alle Muskeln Ihres Körpers mit jedem Zählen noch lockerer und noch vollständiger entspannt. Konzentrieren Sie sich auf alle Muskeln Ihres Körpers, und beachten Sie, wie Sie noch entspannter werden, wenn ich bis 10 zähle.« Danach kann der Therapeut anfangen zu zählen, wobei er indirekte Suggestionen einflicht, wie etwa: »Eins, zwei, achten Sie, wie Ihre Arme und Hände mehr und mehr entspannt werden, drei, vier, konzentrieren Sie sich auf die Gesichts- und Nackenmuskeln, wie sie ganz locker werden; fünf, sechs, die Muskeln der Brust, Schultern, Rücken und Bauch tiefer entspannen; sieben, acht, die Muskeln der Beine und Füße werden immer lockerer; neun und zehn.« Zeitlich sollte dieses Zählen parallel zum Ausatmen des Klienten sein. Bei Klienten, die entspannter sind und langsamer atmen, wird die Geschwindigkeit des Zählens ebenfalls langsamer sein. Die Übereinstimmung von Zählen und Atmen wird es dem Klienten erleichtern, das Verfahren zu Hause in den Übungen zu nutzen.

Natürlich sollte, wie bei allem bisher Beschriebenen, das

Verfahren vorher dem Klienten genau erklärt werden. Ihm/ ihr sollte gesagt werden, daß dieses Vorgehen dazu dienen soll, die Aufmerksamkeit noch mehr zu sammeln und die Entspannung noch angenehmer zu machen. Es sollte nicht als Vorgehen zur »Vertiefung der Entspannung« angekündigt werden, denn das hat einen unangenehmen Beigeschmack wie Hypnose (siehe Kapitel 11). Nach der ersten Anwendung des Zählverfahrens sollte der Klient dazu angehalten werden, das Zählen gegen Ende des Verfahrens der Vergegenwärtigung zu benützen und über seinen Nutzen beim Üben daheim zu berichten.

ENTSPANNUNG ALLEIN DURCH ZÄHLEN

Ist das Zählverfahren erfolgreich bei den häuslichen Übungen eingeführt und ist der Therapeut sicher, daß es mit tiefer Entspannung gekoppelt ist, kann ein Verfahren versucht werden, bei dem der Therapeut lediglich von 1 bis 10 zählt und zwischendurch indirekte Suggestionen gibt. Zunächst ist diese Technik zeitsparend in den Therapiesitzungen, darüber hinaus meinen einige Klienten, es helfe besonders in wirklichkeitsnahen Streßsituationen. (Schon lange war das Zählen von 1 bis 10 eine Technik, um seinen Ärger zu kontrollieren; seine Wirksamkeit wird durch das Entspannungstraining noch unterstrichen.) Wiederum sollte der Therapeut erklären, worin die Übung besteht, und dem Klienten Gelegenheit zum Fragen vor der ersten Sitzung geben. Das Zählverfahren kann genauso wie jenes in Kombination mit dem Vergegenwärtigen durchgeführt werden und sollte zum Schluß die Routinefeststellung über den Entspannungsgrad enthalten. Wenn der Klient am Ende des Zählverfahrens angibt, noch Spannung zu empfinden, sollte der Therapeut herausfinden, wo das der Fall ist, und die Spannung durch das Verfahren der Vergegenwärtigung zu beseitigen versuchen oder, wenn das nicht reicht, durch Anspannen und Lockern. Meistens können Restspannungen durch die mittlerweile gut eingefahrene Technik der Vergegenwärtigung eliminiert werden.

Nun kann der Klient sich in einer Minute oder noch kürzerer Zeit tief und völlig entspannen, abhängig von der Zählgeschwindigkeit, und Entspannung ist eine eingeübte Fähigkeit, die in verschiedenster Weise benutzt werden kann, wie teilweise in Kapitel 3 beschrieben.

Der Klient soll auf jeden Fall regelmäßig weiter üben. Wenn ein Klient sich mit dem Zählverfahren oder mit einer schnellen Vergegenwärtigung entspannen kann, sind zwei Übungen täglich unnötig; eine genügt, um die Fähigkeit genügend ausgebildet zu halten. Der Klient sollte mit dem Therapeuten zusammen die richtige Übungshäufigkeit bestimmen, abhängig vom Ausmaß der angestrebten und der geplanten zukünftigen Verwendung der Fähigkeit zur Entspannung. Wenn z. B. die Entspannung vorwiegend gegen Schlaflosigkeit eingesetzt wird, sind Übungssitzungen unnötig, da der Klient sowieso jeden Tag einmal die Entspannung anwendet. Bei anderen Anwendungen kann intensiveres Üben wichtig sein.

Wir haben es hier mit einer erlernten Fähigkeit und nicht mit einem Zauber zu tun. Deshalb sollte ein gewisser Übungsumfang dauernd aufrechterhalten werden und der Klient nicht meinen, er würde ohne Übung das Können beibehalten.

Anleitung zur Erstellung eines Übungsplans

Es gibt eigentlich nur eine Regel für die Schnelligkeit, mit der der Therapeut die wirksameren Entspannungsverfahren einführen kann: Er sollte nie ein neues Verfahren verwenden, bevor das andere nicht beherrscht wird. Diese Regel täuscht in ihrer Einfachheit, denn es ist oft schwer zu entscheiden, wann der Klient in der Lage ist, den nächsten Schritt im Training zu tun. Bevor wir vorschlagen, wie der Therapeut dies prüfen kann, wollen wir einen relativ ausgewogenen Plan für das Fortschreiten vorlegen. Dieser Plan ist ausgewogen, da die meisten Klienten schneller vorgehen können, als es der unten gegebene Plan aufzeigt. Letztendlich ist es weniger störend, zu langsam vorzugehen, als den Klienten zu sehr in die Verfahren zu pressen. Jedwedes mit diesem Plan auftretende Überlernen ist auf lange Sicht wahrscheinlich zum besten des Klienten.

Wir schlagen vor, das Anfangsvorgehen (sechzehn Muskelgruppen) mindestens bei den ersten drei Sitzungen anzuwenden. Wenn der Klient einmal pro Woche kommt, bleiben also zwei volle Übungswochen und zwei Sitzungen mit dem Therapeuten, in denen zu Hause beim Üben aufgetauchte Schwierigkeiten besprochen werden können. Es kann gar nicht genug betont werden, wie wichtig es ist, daß der Klient dieses Anfangsverfahren gut beherrscht. Daher sind drei Sitzungen mit dem Sechzehn-Muskelgruppen-Verfahren durchaus angebracht. Wenn sich der Klient in der vierten Sitzung ohne weiteres befriedigend entspannen kann (entsprechend den Kriterien, die wir weiter unten geben werden), sollte das Sieben-Muskelgruppen-Verfahren eingeführt werden. Das neue Verfahren sollte vom Klienten während der nächsten Woche geübt und in der nächsten Sitzung erneut benutzt werden. So kann der Therapeut sich vergewissern, ob es richtig und zur Zufriedenheit des Klienten angewendet wird. Das Vier-Muskelgruppen-Verfahren kann bei der sechsten Sitzung begonnen und bis zur siebten fortgesetzt werden. Das Verfahren der Vergegenwärtigung würde somit in der achten Sitzung eingeführt und bei der neunten wiederholt (evtl. mit dem Zählverfahren, das hängt allerdings ab von den Angaben des Klienten). Nur Zählen wird in der zehnten Sitzung angewendet und in allen folgenden.

Wenn alles nach Plan geht, sieht der Zeitplan folgendermaßen aus:

Vorgehen	Sitzung
16 Muskelgruppen, anspannen – lockern	1, 2, 3
7 Muskelgruppen, anspannen – lockern	4, 5
4 Muskelgruppen, anspannen – lockern	6, 7
4 Muskelgruppen, Vergegenwärtigung	8
4 Muskelgruppen, Vergegenwärtigung und Zählen	9
Zählen	10

Beachten Sie, abgesehen von der Einführung des Zählens am Ende, daß alle neuen Verfahren vom Therapeuten mindestens zweimal durchgeführt werden, bevor zum nächsten weitergegangen wird.

Wir möchten nochmals betonen, daß dieser Zeitplan, in dem das Zählverfahren in der zehnten Sitzung eingeführt wird, nur ein theoretischer Vorschlag ist. Wichtigster Faktor sind das Können und die Zufriedenheit des Klienten bei jedem Schritt des Übungsprogramms.

Viele Klienten versuchen Schwierigkeiten, die beim Üben aufgetaucht sind, dem Therapeuten zuliebe zu bagatellisieren; daher muß der Therapeut immer auf Anzeichen achten, die vom Klienten verschwiegene Probleme vermuten lassen. Das wichtigste Anzeichen für vorhandene Probleme ist wohl darin zu sehen, daß es der Klient versäumt, die Übungsaufgaben zu erfüllen. Der Klient sollte und muß die angegebenen Verfahren gemäß der Anleitung üben; wenn das nicht der Fall ist, ist wahrscheinlich die Erfahrung, entspannt zu sein, nicht befriedigend genug, um regelmäßig zu üben. (Dies wie auch andere Probleme in Zusammenhang mit den Übungsaufgaben werden in Kapitel 9 abgehandelt.) Abweichungen von der Regel, zweimal täglich zu üben, mit Ausnahme von kleineren Unregelmäßigkeiten (durch unvorhersehbare Ereignisse), bedingen normalerweise eine Verzögerung des Übungsprogramms. Wenn ein Klient z. B. nur 2 oder 3 Tage von 7 geübt hat, sollte der Therapeut womöglich nicht eher das nächste Verfahren einführen, als bis der Klient regelmäßig übt. Natürlich ist es nicht ratsam, dies dem

Klienten mitzuteilen, da er/sie sonst falsche Angaben macht, um weiterzukommen. Man sollte freundlich aber fest auf regelmäßigem Üben bestehen, und das sollte genügen.

Der beständige Fortschritt ist eng verbunden mit regelmäßigem Üben. Berichten Klienten, bei ihnen träten keine größeren Schwierigkeiten beim Entspannen auf, und zeigen dieselben Klienten keinen Fortschritt, was Tempo, Wirksamkeit und Grad der Annehmlichkeit der Entspannung betrifft, so verschweigen sie wahrscheinlich etwas. (Einige Vorschläge, wie man den Fortschritt in der Entspannung bei Klienten abschätzt, werden im Kapitel 10 gegeben.)

8. Differentielle und konditionierte Entspannung

DIFFERENTIELLE ENTSPANNUNG

Differentielle Entspannung ist eine der häufigsten Anwendungen der Grundlagen des Entspannungstrainings. Wie Jacobson betont, werden bei den meisten Verhaltensweisen eine Vielfalt von Muskeln angespannt. Die für einen Bewegungsablauf erforderlichen Muskeln werden häufig stärker als nötig angespannt, und Muskeln, die für die Ausführung nicht erforderlich sind, werden zusätzlich angespannt. In beiden Fällen besteht eine überflüssige Spannung, die nichts zu dem Verhalten beiträgt und unnötigerweise den psychologischen Streß erhöht. Idealerweise sollten im Sinne der Einsparung von Energie und der Aufrechterhaltung eines niedrigen Spannungsniveaus nur die Muskeln innerviert werden, die für eine Aktivität erforderlich sind, und diese nur so stark wie notwendig angespannt werden.

Der Klient kann dieses Ziel durch die differentielle Entspannung erreichen. Die für eine Aktivität nicht benötigten Muskeln werden tief entspannt und entspannt gehalten. In den für den Bewegungsablauf notwendigen Muskeln wird die überschießende Anspannung gemindert, nur das Ausmaß an Spannung, das notwendig für das Verhalten ist, bleibt erhalten. Als Ergebnis kann der Klient die meisten seiner täglichen Verrichtungen mit einem Minimum an Spannung und einem Maximum an entspannter Gelassenheit ausführen.

Der richtige und konsequente Gebrauch der differentiellen

Entspannung hat drei Vorteile. Erstens eröffnet sie jedem, der progressive Muskelentspannung übt, viele Übungsgelegenheiten und damit die Möglichkeit, das Können zu verbessern. Zweitens hilft sie Menschen, die dauernd angespannt sind, ein vermindertes Erregungsniveau über den ganzen Tag zu halten. Drittens erlaubt sie denen, die sich nur in bestimmten Situationen verkrampfen, eine situationsspezifische Entspannung.

Bei dem Verfahren ist es unabdingbar, von Zeit zu Zeit während der Tagesverrichtungen Spannungen zu erkennen und anschließend die Muskeln, die unnötig verkrampft sind, zu entspannen. Das Erkennen von Spannung ist natürlich eine der Fähigkeiten, die während des Trainings der progressiven Muskelentspannung gelernt wurden. Das Entspannen der als gespannt erkannten Muskeln erfolgt dann entweder durch Anspannen—Lockern oder durch Vergegenwärtigung. (Welche Methode angewendet wird, hängt von dem Stadium des Entspannungstrainings ab, in dem sich der Klient befindet, wenn die differentielle Entspannung eingeführt wird.)

Übungsvorgehen

Das vorgeschlagene Programm für die differentielle Entspannung enthält eine Reihe von Übungsschritten, fängt mit verhältnismäßig ruhigen Bewegungen an und fährt mit mehr aktiven Verhaltensweisen fort. Bei ruhigem Verhalten überwiegen Muskeln, die nicht erforderlich sind, und die Übung ist ähnlich dem Grundverfahren bei der Entspannung. Wenn der Klient mit komplexeren Verhaltensweisen fortfährt, wird die Erkennung und Beseitigung der Spannung ziemlich leicht.

Die Übung kann sich auf drei Dimensionen entwickeln. Die niedrigeren Niveaus jeder Dimension enthalten wenig Störungsquellen, und der Klient kann sich leichter auf den Entspannungsprozeß konzentrieren. Die drei Dimensionen sind die Situation, die Körperstellung und das Aktivitätsniveau. Die Situation reicht vom Alleinsein in einem ruhigen Raum bis zum Aufenthalt mit anderen an einem lauten Ort. Die Körperstellung wechselt vom Sitzen zum Stehen. Das Aktivitätsniveau umfaßt Inaktivität bis zu komplexen Bewegungen.

Der Klient sollte damit beginnen, die für verschiedene Aktivitäten notwendigen und nicht erforderlichen Muskelgruppen festzulegen. Es ist wichtig, daß er sich nicht nur über die erforderlichen Muskelgruppen klar wird, sondern auch Kenntnis über die unnötigen Muskelgruppen hat und ein Gefühl dafür entwickelt. Man sollte einfach eine Reihe täglicher Bewegungsabläufe durchsprechen, vor allem bezüglich der dabei beteiligten Muskelgruppen.

Die zweite Aufgabe besteht in der Zusammenstellung von häuslichen Übungsaufgaben in differentieller Entspannung. Solche Übungen können einem Acht-Stufen-Plan folgen, der die drei erwähnten Dimensionen verbindet. Diese Stufen mit jeweils typischen Beispielen sehen folgendermaßen aus:

1. Sitzend, inaktiv, stille Situation; z. B. aufrecht auf einem Stuhl im Schlafzimmer sitzend
2. Sitzend, inaktiv, laute Situation; z. B. in einer Cafeteria sitzend
3. Sitzend, aktiv, ruhige Situation; z. B. Schreibmaschine schreiben
4. Sitzend, aktiv, unruhige Situation; z. B. in einer Cafeteria essen
5. Stehend, inaktiv, stille Situation; im Wohnzimmer stehen
6. Stehend, inaktiv, laute Situation; z. B. in einer Warteschlange warten
7. Stehend, aktiv, ruhige Situation; z. B. alleine an einer Kasse arbeiten
8. Stehend, aktiv, unruhige Situation; z. B. draußen spazierengehen

Die erste Stufe enthält schon eine Änderung von der Haltung im Entspannungstraining (alle Muskeln unterstützt, geschlossene Augen) zu einer gewöhnlichen Sitzstellung (Kopf durch die Nackenmuskeln gehalten, Augen geöffnet). Der Klient wird angewiesen, ab und zu alle Muskelgruppen zu entspannen, sei es durch den Anspannen-Lockern-Zyklus, sei es durch Vergegenwärtigung. Es wird ein Rest von Spannung in den Augen- und Nackenmuskeln bleiben, sie soll jedoch möglichst klein sein. Alle anderen Muskeln sollen entspannt sein.

Die Stufen 2 bis 8 bedeuten steigende Ablenkung und Bewegung in immer mehr Muskelgruppen. Das Vorgehen bleibt gleich: Zunächst Spannung in allen nicht erforderlichen Muskelgruppen erkennen, dann sie beseitigen. Über Restspannung in allen an dem Bewegungsablauf notwendigerweise beteiligten Muskeln braucht man sich nicht zu sorgen.

Fortschritt in dieser Technik

Der Fortschritt des Klienten bei diesen 8 Stufen sollte nach seiner/ihrer Fähigkeit bemessen werden, nicht erforderliche Muskeln tief und erforderliche Muskeln so weit zu entspannen, daß die verbleibende Spannung nicht unangenehm ist. Wenn auf einer Stufe dies Ziel dauernd erreicht wird, kann der Klient die nächste Stufe nach eigenem Ermessen üben. Die Schnelligkeit des Fortschritts hängt davon ab, wie schnell und gut geübt wird. Ein vernünftiger Zeitplan wäre etwa: Erste Woche — Stufe 1; zweite Woche — Stufe 2, 3 und 4; dritte Woche — Stufen 5, 6, 7 und 8.

In dem Zeitplan ist vorausgesetzt, daß der Klient sich mindestens im Stadium des Vier-Muskelgruppen-Verfahrens im Entspannungstraining befindet und daß er/sie jede Stufe der differentiellen Entspannung nicht weniger als 4mal täglich für 5 Minuten übt. Wenn der Klient sich unter den Bedingungen von Stufe 8 gut entspannen kann, sollte der Therapeut zu häufigem Entspannen im Laufe des Tages ermutigen.

Das eigentliche Ziel kann folgendes Beispiel verdeutlichen.

Ein Klient fährt zur Arbeit. Er benutzt dabei die Muskeln der Augen, des Nackens, der Arme, der Hände, des rechten Fußes und Beines. Nach dem Anlassen des Motors bemerkt er Spannung und entspannt jede der vier Muskelgruppen, alle zusammen in ungefähr 60 Sekunden. Während er fährt, stellt er wiederholt Spannungsgefühle in nicht benutzten oder unangenehme Gefühle in benutzten Muskeln fest. Diese können schnell durch eine Vergegenwärtigung beseitigt werden. Er parkt seinen Wagen und geht ein Stück weit zu seinem Arbeitsplatz. Während er geht, lockert er Spannung in seiner Gesichts- und Rückenmuskulatur. Er setzt sich bequem an seinen Schreibtisch und verwendet einige Sekunden darauf, alle Muskeln zu entspannen. Er wiederholt das jedesmal, wenn er sich hinsetzt. Während er schriftliche Arbeiten erledigt, hält er immer dann einen Moment inne, wenn er unangenehme Spannung in dem Arm, mit dem er schreibt, feststellt. Er entspannt dann durch Vergegenwärtigung.
Der Klient sollte zwei Tatsachen über dieses Verfahren kennen. Erstens, Ziel ist nicht, daß alle nicht erforderlichen Muskeln völlig bewegungslos sind. Angestrebt ist ein Minimum an Bewegung, aber nicht so weitgehend, daß der notwendige Bewegungsablauf gestört wird. Zweitens, obwohl es am Anfang einiger Willensanstrengung bedarf, die differentielle Entspannung wiederholt anzuwenden, werden mit zunehmendem Können und mit Gewöhnung der Aufwand und die Zeit sehr gering.

KONDITIONIERTE ENTSPANNUNG

Konditionierte Entspannung wird trainiert, um dem Klienten Entspannung als Reaktion auf ein selbstgegebenes Signal hin zu ermöglichen. Paul (1966) beschrieb das Verfahren folgendermaßen:
»Nachdem der Klient völlig entspannt ist, soll er seine ganze Aufmerksamkeit auf seine Atmung konzentrieren

und dann lautlos ein Signalwort bei jedem Ausatmen sagen — wie ›ruhig‹, ›entspannt‹ u. a. — ... Der Therapeut wiederholt das Wort fünfmal zeitlich mit der Ausatmung übereinstimmend, und der Klient setzt die Koppelung von Signalwort und Ausatmen fünfzehnmal fort. Nachdem dieses Verfahren über einen Zeitraum von 4 bis 5 Wochen geübt wurde, wobei der Klient nach jeder abendlichen Entspannungsübung 20mal Ausatmen und Signalwort paaren soll, kann die Fähigkeit, sich mittels der selbstgegebenen Signale zu entspannen, auch durch den Therapeuten überprüft werden. Dabei soll sich der Klient eine bedrohliche Szene so lange vorstellen, bis er Angst bekommt. Dann soll er tief Luft holen und bei der Ausatmung lautlos das Signalwort sagen. Wenn eine Entspannung eintritt, kann man dem Klienten nahelegen, dieses Signal immer dann anzuwenden, wenn er in seinem Alltag durch eine unangenehme Situation beginnt, ängstlich zu werden.«[*]

Bei der konditionierten Entspannung lernt der Klient erst die progressive Muskelentspannung und dann die Koppelung von tiefem Entspannungszustand und selbstgegebenem Signalwort wie »ruhig«, »Kontrolle« oder »locker«. Wenn der Klient erst einmal gelernt hat, diese Signale zur Entspannung einzusetzen, kann er/sie Anspannung in jeder Lage und Situation vermindern. Die konditionierte Entspannung bewirkt bei vielen Klienten eine Verringerung der allgemeinen Anspannung und der Angst vor belastenden Ereignissen. Der Klient fühlt sich gegenüber seinen täglichen Schwierigkeiten und vorübergehendem Streß weniger hilflos. Viele Klienten geben auch an, sich im allgemeinen weniger ängstlich zu fühlen, da sie eine wirksame Kontrollmöglichkeit für etwa aufkommende Spannung haben.

---

[*] Paul, G. L. *Insight vs. Desensitization in Psychotherapy.* Stanford: Stanford University Press, 1966.

Ein Fallbericht

Dies Beispiel, bei dem die konditionierte Entspannung als Teil einer umfassenderen Therapie angewendet wurde, wurde von einem Kollegen zur Verfügung gestellt*. Es handelte sich um eine Studentin im Anfangssemester, die wegen Schwierigkeiten in ihrem Verhältnis zu Männern, wegen Unsicherheit in moralischen Fragen und wegen sozialen Problemen sowie Studienschwierigkeiten Hilfe suchte. Während der dritten Sitzung berichtete sie, daß sie bei starkem Streß ein Gefühl bekomme, als ob sie ersticken müsse. Der Zustand war so schlimm, daß sie zumindest einmal sehr stark um Atem rang und in ein Krankenhaus gebracht wurde. Man hatte ihr zwar Tranquilizer verschrieben, die aber bei dem durch eindeutig ängstliche Hyperventilation verursachten Phänomen nicht halfen.

Die Klientin lernte die progressive Muskelentspannung, und schon nach wenigen Sitzungen wurde sie gebeten, lautlos das Wort »ruhig«, »Kontrolle« während des Ausatmens in tiefer Entspannung zu sagen. Dies wurde bei jeder Sitzung wiederholt, und die Klientin sollte es bei jeder Übung zu Hause anwenden. Gleichzeitig half ihr der Therapeut, mehrere angsterzeugende Konstellationen in ihrem Leben festzustellen, und es wurde die Zahl situativer Gründe für ihre Angst verringert. In diesem Fall war es sehr wirkungsvoll, die Ursachen, die sie in ihrem alltäglichen Leben ängstigten, anzugehen und gleichzeitig sie in konditionierter Entspannung zu trainieren. Am Ende der 4 Monate dauernden Behandlung fühlte sich die Klientin viel wohler, da sie sowohl viel weniger situative Probleme hatte als auch besser in der Lage war, ihre Spannung in unvermeidbaren Streßsituationen zu kontrollieren (wie z. B. die Schlußprüfungen).

---

* Die Autoren danken Dr. Lester Tobias für diesen Fallbericht.

Vergleich zwischen konditionierter und differentieller Entspannung

Konditionierte Entspannung kann anstelle oder zusätzlich zur differentiellen Entspannung gelehrt werden. Das hängt von der zur Verfügung stehenden Zeit und den Zielen des Therapeuten ab. Die differentielle Entspannung ist offensichtlich spezifischer, da sie eine Spannungsminderung in bestimmten Muskelgruppen, die für einen Bewegungsablauf nicht erforderlich sind, anstrebt. Das führt zu einem angenehmen Grad der Aktivierung in jeder Situation, sei sie aufregend oder nicht. Die konditionierte Entspannung ist dagegen eine allgemeinere Fähigkeit, die benutzt wird, um eine unspezifische Spannung bei Aufregungen zu vermindern.

9. Mögliche Schwierigkeiten — Lösungsvorschläge

Meistens verläuft das Entspannungstraining weder so glatt, wie es die in diesem Handbuch angeführten Beispiele zeigen, noch ist der Fortschritt in den verschiedenen Stadien des Trainings problemlos oder ohne Rückschläge. In allen Phasen des Trainings können vielfältige Schwierigkeiten auftreten: sowohl in jeder Sitzung, von der ersten bis zur letzten, als auch während der häuslichen Übungen. Die Art der Probleme, denen der Therapeut sich konfrontiert sieht, ist nie gleich; sie ist bei jedem Klienten anders und oft auch zu den verschiedenen Zeitpunkten des Trainings. So mag ein Klient wenige oder keine Schwierigkeiten haben, die Anfangsschritte zu erlernen, dagegen in späteren Stadien große Schwierigkeiten; ein anderer braucht vielleicht viele Wochen, um das grundlegende Sechzehn-Muskelgruppen-Verfahren zu beherrschen, und schafft dann die restlichen Verfahren mit Leichtigkeit.

Es ist schwierig, ja unmöglich, die Probleme vorherzusagen, die in einem bestimmten Fall auftreten werden. Vielleicht ist es gut, wenn man größere Schwierigkeiten vermeiden will, dieses Handbuch sorgfältig zu lesen und sich strikt an die wichtigen, hier gegebenen Regeln zu halten. Außerdem sollte der Therapeut besonders sorgfältig auf scheinbar unzusammenhängende, anfänglich auftretende Schwierigkeiten achten, da sie später verheerende Folgen haben können. Kleine Fehler sollten früh korrigiert werden, damit der Klient nicht ein falsches Verfahren übt. Das würde es dem Klienten nämlich sehr schwer machen, später die richtigen Techniken beherrschen zu lernen.

Z. B. hat der Therapeut einen Klienten, der es schwierig findet, sich auf die Entspannungsgefühle zu konzentrieren. Wenn das nicht durch indirekte Suggestionen und andere Techniken zur Verbesserung der Konzentration auf die Empfindungen geändert wird, dürfte das Training von Entspannung durch Vergegenwärtigung sehr schwer werden. Dann müßte der Therapeut diese Übungen bei dem Klienten nachholen, der sich angewöhnt hatte, seine/ihre Aufmerksamkeit während der Entspannungsübungen immer wandern zu lassen.

Wenn auch der Therapeut immer auf im Entspannungstraining auftauchende Schwierigkeiten gefaßt sein muß, so muß er doch lernen, zwischen wichtigen und nebensächlichen Problemen zu unterscheiden. Das ist nicht immer leicht. Der Therapeut hat zu unterscheiden, ob eine Schwierigkeit oder ein Abweichen von dem Standardverfahren die Entspannung in der Sitzung oder bei häuslichen Übungen wahrscheinlich verschlechtert oder ob es dadurch dem Klienten unmöglich wird, eine später notwendig gebrauchte Fähigkeit zu erwerben. (Z. B. verschlechtert das Üben in einer lauten, störenden Umgebung die Entspannungsmöglichkeit; und wenn man sich nicht vergewissert, daß der Klient aufmerksam auf die Empfindungen in den Muskeln ist, würde das das spätere Beherrschen der Vergegenwärtigungsmethode schwer, wenn nicht unmöglich machen.) Wenn eines dieser Kriterien auf das vom Klienten angegebene Problem oder auf die Abweichung vom Normalverfahren zutrifft, sollte der Therapeut das Problem beheben und/oder zu dem Standardverfahren so gut wie möglich zurückkehren.

Wenn andererseits keines dieser Kriterien auf die Schwierigkeit oder Abweichung zutrifft, sollte der Therapeut es lediglich im Auge behalten, damit sich keine unerwünschten Folgen ergeben. Ein Beispiel für ein Problem, das keine Folgen hat, kann man die Anwendung einer anderen Methode zum Anspannen nennen, solange sie die gewünschte Spannung erzeugt. Hierbei ist ja wichtig, die Muskelgruppe anzuspannen, wenn auch unter Umständen auf anderem Wege.

Das Abweichen vom Normalverfahren ist sogar erwünscht, wenn dem Klienten das Festhalten an dem normalen Vorgehen nichts nützen würde. Ein anderes Beispiel: Ein Klient kann sich nur schwer oder gar nicht entspannen, wenn der Sessel ganz zurückgeneigt ist. Wenn auch das normale Vorgehen eine zurückliegende Haltung vorschreibt, so ist das wichtigste das Wohlgefühl des Klienten, und der Therapeut kann also in diesem Falle die Übungssitzungen in einem halbzurückgelehnten oder nicht zurückgelehnten Sessel erlauben, wenn das das Fortschreiten erleichtert. Als ein letztes Beispiel: Es mag ein Klient weder Ring noch Armbanduhr noch Brille abnehmen. Wahrscheinlich wird diese Abweichung ihn kaum hindern, sich tief zu entspannen, und der Therapeut sollte nicht auf den Standardregeln insistieren.

Wenn im Verlauf des Trainings Probleme auftauchen, muß der Therapeut die verantwortliche Entscheidung treffen. Wird das Problem den Verlauf des Trainings gefährden? Ist seine Behebung für den Erfolg des Programms wichtig? Wenn das Problem möglicherweise stören wird, muß es gelöst werden. Wenn der Therapeut andererseits meint, daß das Problem nicht schwerwiegend sei, kann er es in der Art »das soll uns nicht aufregen« behandeln.

Vor allem aber sollte kein Klient jemals das Gefühl bekommen, daß er/sie ein besonderes, dem Therapeuten unbekanntes Problem hat, für das es keine Lösungsmöglichkeit gibt. Wenn der Therapeut eine Schwierigkeit für nebensächlich hält, sollte der Klient das merken und sich nicht sehr darum sorgen. Wenn andererseits der Therapeut meint, die Störung müsse beseitigt werden, sollte das so abgewickelt werden, daß der Klient nicht ängstlich wird und dem Therapeuten nach wie vor vertraut. Selbst bei Schwierigkeiten, für die es keine fertige Lösung gibt, sollte der Therapeut nicht merken lassen, daß es ein völlig neues Problem ist; das könnte es dem Klienten unmöglich machen, die Entspannung zu lernen. Der Klient sollte eine Woche lang die Schwierigkeit während der häuslichen Übungen genau beachten. Diese Woche kann der Therapeut nutzen, um sich einen Lösungsweg zu suchen, oft jedoch ist das Problem nach der Woche Übung verschwunden. Wichtig ist immer wieder, daß der Klient sich während des gesamten Entspannungstrainings so wohl wie nur irgend möglich fühlt. Er/sie sollte für jeden Fortschritt gelobt werden und bei aufkommenden Problemen nicht das Gefühl bekommen, er schaffe es nicht oder sei ungeschickt.

In den folgenden Abschnitten haben wir eine Reihe der am häufigsten auftretenden Probleme mit einigen Lösungsvorschlägen zusammengestellt.

Krämpfe der Muskeln

Während des Entspannungstrainings auftretende Muskelkrämpfe sind äußerst störend und sollten tunlichst vermieden werden. Krämpfe treten am häufigsten in den Unterschenkel- und Fußmuskeln auf. Sie können vermieden werden, indem man den Klienten bittet, die betroffenen Muskelgruppen weniger und für kürzere Dauer anzuspannen (für die Füße nicht länger als 5 Sekunden).

Wenn Krämpfe auftreten, unterbrechen sie gewöhnlich den Entspannungszustand, und der Klient kann sich dann aufrichten und die verkrampften Muskeln bewegen. Dennoch sollte der Therapeut auf den Klienten dahingehend einwirken, daß er in der zurückgelehnten Stellung mit geschlossenen Augen verharrt und nur die krampfenden Muskeln bewegt. Wenn der Krampf und damit der unangenehme Zustand vorüber ist, sollte der Therapeut mindestens eine Minute lang indirekte Suggestionen bezüglich der Erreichung des vorhergehenden Entspannungszustandes geben und dann weiterfahren, wobei für die Muskeln, die sich verkrampft haben, eine 3- bis 5-Sekunden-Anspannungszeit gewählt wird.

Wenn bei einem Klienten bei jeder Anspannung ein Krampf in derselben Muskelgruppe auftritt, sollte der Therapeut eine andere Methode zur Muskelspannung aussuchen; dabei sollten Therapeut und Klient zusammenarbeiten.

BEWEGUNG

Auch wenn dem Klienten erklärt worden ist, möglichst keine Muskelgruppe, die entspannt ist, unnötig zu bewegen, kann der Therapeut während einer Sitzung oft erstaunlich viel Bewegung feststellen. Sie kann als »Zappeln« auftreten, um eine angenehmere Lage im Sessel zu finden; sie kann als Kratzen z. B. von Ohren und Nase auffallen; sie kann als Strecken der Hände und Füße beobachtet werden. Solche Bewegung braucht nicht beachtet zu werden, vor allem wenn der Therapeut den Eindruck hat, sie diene dem Klienten dazu, sich wohler zu fühlen oder momentane Störungen, wie einen Juckreiz, zu beseitigen. Solche Bewegungen stören den Fortgang des Trainings meist nicht ernsthaft. Ist die Bewegung jedoch häufig und ausladend und tritt sie nahezu während der gesamten Sitzung (und mehr als einer Sitzung) auf, so stellt sie ein ernstes Problem dar, besonders weil sie anzeigt, daß der Klient sich nicht entspannt. Der Therapeut sollte sich überlegen, ob das Entspannungstraining richtig durchgeführt wurde. Der Fehler kann in der unzureichenden Erklärung der Anweisungen liegen; der Therapeut sollte den Klienten daran erinnern, daß eine bereits entspannte Muskelgruppe nicht unnötig bewegt werden sollte. Oft ist eine Wiederholung der Anleitungen eine wirksame Lösung. Wenn die Bewegungen jedoch anhalten, sollte der Therapeut die Entspannungsanweisungen verbessern, da sie offensichtlich nicht das gewünschte Ergebnis haben.

Das Ziel ist nicht ein Klient, der daliegt wie eine Leiche; eher sollte der Klient wie ein Schlafender aussehen, der sich gelegentlich leicht bewegt.

LACHEN ODER SPRECHEN

Am Anfang des Trainings (meist in der ersten Sitzung) finden einige Klienten das Trainingsverfahren lächerlich und beginnen zu lachen. Das ignoriert man am besten. D. h., man reagiert überhaupt nicht auf das Lachen, so als wäre es gar nicht aufgetreten. Wenn er das konsequent durchhält, kann der Therapeut sicher sein, daß das störende Verhalten aufhört, es sei denn, das Verhalten des Therapeuten bedingt das Lachen (z. B. wenn die Anweisungen sehr theatralisch vorgetragen werden). Wenn der Therapeut glaubt, daß sein Verhalten das Lachen verursacht und nicht die Einführung einer neuen und unbekannten Methode, sollte dies nach der ersten Übungssitzung in der Fragezeit angesprochen werden.

Da der Klient angewiesen war, sich nur durch Handzeichen mit dem Therapeuten zu verständigen, sollte der Klient nicht ermutigt werden, etwas zu sagen. Teilweise kann man das durch Löschen, d. h. Nichtbeachten, tun. Das gilt vor allem für das Verbalverhalten, das zu Beginn der ersten Sitzung auftritt und meist in dem Versuch besteht, auf die Anweisungen des Therapeuten zu antworten. Z. B. sagt der Therapeut: »Gut, ich möchte, daß Sie sich ganz auf die Muskeln der rechten Hand und des rechten Unterarms konzentrieren.« Der Klient mag z. B. antworten: »Ja, ich tue das.« Wenn man auf dies Verhalten nicht reagiert, wird es der Klient, vor allem wenn er tiefer entspannt ist, meist ohne besondere Aufforderung von seiten des Therapeuten unterlassen.

Wenn das Verbalverhalten des Klienten bis zum Ende der ersten Sitzung nicht durch Löschung aufgehört hat, sollte der Therapeut nur die entsprechende Anweisung wiederholen. Dies kann auch nach der ersten Hälfte der Sitzung geschehen, wenn ein sehr gesprächiger Klient sonst die Entspannungsanweisung stört.

Wichtig von dem, was der Klient während einer Sitzung spricht, ist nur, was sich auf ein ernsthaftes Problem bezieht, das die sofortige Aufmerksamkeit des Therapeuten verlangt. Z. B., wenn er sich sehr wohl fühlt; solche Äußerungen sollten natürlich nicht ignoriert werden.

Auf diese Weise kann alles Lachen und Sprechen des Klienten, ausgenommen er gibt eine Schwierigkeit an, entweder durch Löschung oder durch Wiederholung der Anweisungen abgestellt werden.

Äussere Geräusche

Idealerweise sollte das Entspannungstraining in einem schallgeschützten Raum stattfinden. Das ist fast nie möglich, und es werden so gut wie immer Geräusche von draußen im Behandlungszimmer zu hören sein. Der Klient wird natürlich durch Geräusche gestört, seien es Schreibmaschinen, Telefone, Flugzeuge oder, wie in einem Falle des Autors, ein Preßluftbohrer. Der Therapeut sollte alles tun, um diese Störgeräusche so gering wie möglich zu halten. Wenn eine Stenotypistin gebeten werden kann, ihre Arbeit eine Stunde aufzuschieben, oder Telefone abgestellt werden können, sollte das getan werden. Man sollte versuchen, den Raum völlig abgeschirmt zu halten, oft kann aber der Therapeut nichts gegen die Geräusche unternehmen. Dann sollte der Therapeut lieber so vorgehen, als träten die Geräusche nicht auf, und nicht durch die Situation entmutigt sein. Wenn natürlich der Therapeut sich wegen des Geräusches nicht verständlich machen kann, sollte ein anderer Raum aufgesucht werden. Meistens haben Geräusche letzlich keinen störenden Effekt auf den Fortgang des Entspannungstrainings, solange der Klient den Therapeuten hören kann. Tatsächlich wird so ein Geräusch die Fähigkeit des Klienten, sich zu Hause zu entspannen, eher erhöhen, da ja wahrscheinlich der Klient zu Hause keinen völlig geräuscharmen Raum zur Verfügung hat. Vermag der Klient die Fähigkeiten auch unter nicht idealen Bedingungen zu erwerben, kann er sie sicher unter solchen Bedingungen ausüben. Außerdem müssen die Fähigkeiten ja in den realen Situationen des Lebens angewendet werden, deshalb fördert das Geräusch während des Lernens die spätere generalisierte Anwendbarkeit.

Spasmen und Ticks

Besonders bei anfänglich sehr gespannten Klienten, die wenig Erfahrung mit tiefer Entspannung haben, kann der Therapeut während des Entspannungstrainings Muskelspasmen feststellen. Diese werden vom Klienten oft als »Zucken«, »Ticks« oder »krampfhaftes Ziehen« beschrieben. Das sind Muskelspasmen (Myoklonien), die mit der Muskelentspannung zusammenhängen und bei vielen Leuten, wenn sie einschlafen, beobachtet werden können. Wenn sie während einer Sitzung auftreten, können sie den Klienten überraschen, und es ist wichtig, daß der Therapeut richtig darauf reagiert, da sie ein nebensächliches Problem darstellen. Wenn die Spasmen den Fortgang der Entspannung nicht behindern, genügt eine Erklärung am Schluß der Stunde; sonst sollte der Therapeut erläutern, daß man sich wegen der Spasmen nicht aufregen muß, daß sie lediglich die gute Entspannung anzeigen, und daß der Klient sich nicht darüber Sorgen zu machen braucht und sie nicht zu unterdrücken versucht.

Nach der Sitzung kann es ausführlicher besprochen werden. Der Therapeut sollte erwähnen, daß die Spasmen häufig sind und beim Einschlafen auftreten. Er sollte hinzufügen, daß die Spasmen deshalb in der Sitzung auftreten, weil der Klient wach ist und sich auf seine Muskeln konzentriert und wahrscheinlich nicht daran gewöhnt ist, im Wachzustand tief entspannt zu sein.

Sich aufdrängende Gedanken

Der vielleicht stärkste Störfaktor, von dem der Klient berichten kann, sind ablenkende, sich aufdrängende Gedanken. Während einer Entspannungssitzung kann der Klient infolge solcher Gedanken ängstlich oder aufgeregt werden. Es kann sein, daß der Klient diese Gedanken mehr beachtet, als er sich auf die Empfindungen von Spannung und Entspannung konzentriert.

Diese Probleme muß der Therapeut wirkungsvoll angehen, wenn er überhaupt im Entspannungstraining Erfolg haben will. Daß sich Gedanken aufdrängen, bemerkt der Therapeut wahrscheinlich ziemlich früh, und die richtige

Zeit, sie anzugehen, ist am Ende der ersten Sitzung. Beachten Sie, daß wir von sich aufdrängenden Gedanken sprechen, nicht von irgendwelchen beliebigen Gedanken. Gedanken, die sich mit Entspannung vereinbaren lassen, braucht man nicht zu eliminieren; der Klient muß nicht einen »leeren Kopf« haben, um im Entspannungstraining erfolgreich zu sein.

Ängstigende Gedanken

Es gibt zwei Arten sich aufdrängender Gedanken. Einmal sind es Gedanken, die bei dem Klienten Angst, Furcht oder ein unangenehmes Gefühl nur deshalb hervorrufen, weil sie auftauchen. Solche Gedanken können damit zusammenhängen, daß der Klient therapeutische Hilfe benötigte, oder durch andere Gründe bedingt sein. So mag der Klient an finanzielle Probleme, Schwierigkeiten zu Hause, Selbstmord oder an andere aufregende Dinge denken. Leider ist es in der Regel nicht ausreichend, dem Klienten nur zu sagen, er solle aufhören, daran zu denken. Es ist notwendig, durch eine andere Technik die Aufmerksamkeit des Klienten an der gewünschten Aufgabe festzuhalten. Mit zwei miteinander verbundenen Verfahren haben wir uns in der Vergangenheit helfen können.

Einmal kann der Therapeut mehr reden, während der Klient mehr zuhört und sich auf die Anweisungen konzentriert, ohne eine Pause von mehr als 5–10 Sekunden entstehen zu lassen, in der die Gedanken evtl. zu wandern beginnen. Während des Redens sollte der Therapeut wiederholt darauf hinweisen, der Klient solle die Anweisungen weiterhin aufmerksam anhören. Wenn auch mit dieser Taktik das Wandern der Gedanken während der Therapiesitzung verhindert werden kann, so ist damit meist wenig für die häuslichen Übungen erreicht. Dazu sind zusätzliche Methoden erforderlich.

Am besten hilft man einem Klienten durch alternative Gedanken, auf die er sich konzentrieren soll, die störende

Wirkung angsterregender Gedanken zu vermeiden. Meistens reicht das Entspannungsgefühl nicht aus, um die Aufmerksamkeit des Klienten dauernd auf sich zu ziehen. Klient und Therapeut sollten eine Reihe neutraler oder angenehmer Szenen, auf die der Klient sich bei den Übungen konzentrieren kann, vereinbaren und genau ausarbeiten. Der Therapeut sollte sich ein Erlebnis beschreiben lassen, bei dem der Klient sehr entspannt und glücklich war, vielleicht aus dem Urlaub oder der Kindheit. Ein genauer Inhalt ist nicht so wichtig, solange es eine schöne (oder neutrale) Umgebung war und eine Zeit, an die der Klient gerne denkt. Die Zeit, die Gesamtsituation und die Umgebung sollten genau besprochen werden, so daß der Therapeut sie klar beschreiben kann und der Klient die Vorstellung der Szenen erleichtert bekommt.

Der Therapeut sollte versuchen, wenn möglich, aus dieser angenehmen Vorstellung einige eher eintönige, entspannende Momente in seiner Anweisung einzubauen. Wenn die angenehme Szene heißt: Am Strand liegen, an einem sonnigen Tag, würde der Therapeut erwähnen, wie die Wellen rhythmisch an den Strand rollen und daß der Klient fast das Geräusch des Wassers hören kann. So sollte der Therapeut einige Gesichtspunkte der Szene in eine Entspannungsanweisung einbauen, so daß Vorstellung und Entspannung zusammengehörige Teile werden; der Therapeut wünscht allerdings nicht, daß der Klient sich auf die angenehmen Vorstellungen konzentriert und den Entspannungsprozeß ausklammert. Idealerweise sollten dem Klienten, der Probleme mit ängstigenden, sich aufdrängenden Gedanken hat, einige angenehme Vorstellungen zur Verfügung stehen. Diese Vorstellungen sollten leicht in den Entspannungsvorgang eingebaut werden können und ihn erleichtern.

Sexuelle Erregung

Die zweite große Kategorie von während einer Entspannungssitzung sich aufdrängenden Gedanken sind gekoppelt mit sexueller Erregung des Klienten. Es muß betont werden, daß gerade wenn Therapeut und Klient nicht Angehörige desselben Geschlechts sind, das Verfahren einige möglicherweise verführerische Momente enthält. Therapeut und Klient sind in einem spärlich beleuchteten Zimmer, der Klient ist ganz oder halb zurückgelehnt, und der Therapeut spricht gedämpft und suggeriert angenehme Vorstellungen und Gefühle.

Wenn ein Klient sexuelle Erregung während der Sitzung spürt, sollte der Therapeut nicht zu besorgt sein. Es sollte vielmehr als eine andere Art sich aufdrängender Gedanken, die das Entspannungstraining stören, gewertet werden. Deshalb sollte es nach der Sitzung besprochen werden. Wenn natürlich die Erregung und die dadurch evtl. ausgelöste Angst so groß ist, daß der Klient sich nicht mehr konzentrieren kann, sollte der Therapeut die Sitzung unterbrechen, um sofort das Wichtigste zu besprechen. Ob die Schwierigkeit bei einem Klienten des anderen Geschlechts oder des gleichen Geschlechts (im Falle von »homosexuellen Ängsten« während einer Sitzung) auftritt, es ist das beste, zu versichern, daß diese Reaktion keineswegs ungewöhnlich ist. Der Therapeut kann auch die Momente der Situation ansprechen, die verführerisch wirken, genauso wie sie hier aufgeführt sind. Es sollte auch betont werden, daß der Klient während seiner häuslichen Übungen sich mehr auf die neue Fähigkeit konzentrieren kann und nicht so sehr auf die Darbietungstechnik des Therapeuten. Der Klient sollte sicher werden, daß dies kein ungewöhnliches oder schwieriges Problem ist und daß kein Grund zur Angst besteht. (Wenn im Laufe der Zeit jedoch deutlich wird, daß eine »echte« sexuelle Bindung entsteht, sollte der Therapeut die Maßnahmen, die ihm in dieser klinischen Situation notwendig erscheinen, ergreifen.) Der Therapeut sollte wissen, daß sexuelle Erregung meist früh im Training auftritt und keine große Störung wird, wenn sie vom Therapeuten als relativ nebensächlich hingestellt wird.

Schlaf

Eins der häufigsten und ärgerlichsten Probleme, die im Verlaufe des Trainings entstehen können, ist es, wenn der Klient während der Sitzung einschläft. Sicher zeigt dies an, daß nichts an dem, was der Therapeut tut, den Klienten aufregt, aber es muß im Interesse erfolgreichen Aneignens der Fähigkeit, sich zu entspannen, vermieden werden. Zunächst muß sich der Therapeut darüber klarwerden, ob und wann der Klient schläft, und dann Techniken planen, die den Klienten in den folgenden Sitzungen wachhalten.

Es ist gar nicht so einfach zu beurteilen, ob jemand eingeschlafen ist. Einen schlafenden Klienten kann man manchmal nur schwer von einem unterscheiden, der noch nicht genügend Entspannung signalisiert. Z. B. fragt der Therapeut den Klienten um das Zeichen von völliger Entspannung der Bauchmuskulatur; wenn kein Zeichen erfolgt, kann der Therapeut einen erneuten Anspannen-Lockern-Zyklus in dieser Region anschließen und aus der Reaktion oder ihrem Fehlen darüber entscheiden, ob der Klient schläft. So kann man vorgehen, wenn das Training in der beobachtbaren Anspannungs-/Entspannungsphase ist. Für spätere Stadien ist es günstig, eine doppelte Bestätigung der Aufmerksamkeit zu erbitten. Der Therapeut fragt dabei nach einem Zeichen, ob die betreffenden Muskeln entspannt sind. Wenn keine Anzeige erfolgt und der Therapeut glaubt, der Klient sei eingeschlafen, kann er ein Zeichen dafür erbitten, daß die Muskelgruppe nicht entspannt ist. Wenn der Klient nicht schläft, erhält der Therapeut auf eine der beiden Fragen ein Zeichen. Mit dieser einfachen Technik kann selbst der unerfahrene Therapeut verhindern, daß er wiederholt einem schlafenden Klienten Anweisungen gibt.

Wenn ein Klient dazu neigt, einzuschlafen, sollte diese doppelte Bestätigung oft eingeholt werden, bei anderen nur gelegentlich. Während der Vergegenwärtigungsphase sollte sie jedoch immer wieder bei allen Klienten erfragt werden.

Hat der Therapeut festgestellt, daß der Klient schläft, sollte er weitersprechen, dabei aber allmählich immer lauter werden, bis der Klient reagiert. Diese fortgesetzten Suggestionen und Anweisungen können mit 10- bis 15-Sekunden-Pausen gegeben werden, und der Therapeut sollte sorgfältig vermeiden, den Klienten zu erschrecken, um nicht den erreichten Entspannungszustand zu unterbrechen.

Ein Klient, der bei den häuslichen Übungen regelmäßig einschläft, sollte ermutigt werden, wach zu bleiben, bis die ganze Übung durchgegangen ist.

Es folgen einige Techniken zur Vermeidung des Einschlafens im Entspannungstraining (d. h. auf seiten des Klienten; das Problem der einschlafenden Therapeuten ist bisher nicht gut untersucht worden).

Der Therapeut sollte den Klienten auffordern, mindestens 8 Stunden in der Nacht vor der Trainingssitzung zu schlafen. Wenn dies auch für einige Klienten schwierig sein mag, so sollte dies Ziel doch so gut wie möglich angestrebt werden. Auch sollte der Therapeut vermeiden, die Sitzungen sehr früh morgens oder direkt nach dem Mittagessen zu legen.

Der Therapeut sollte sich auch klarwerden, ob er lauter und weniger eintönig sprechen soll. Wenn er ein Tonband der Sitzung angehört und nach der Meinung des Klienten gefragt hat, kann er die Lautstärke danach ausrichten. Es ist ja nicht nötig zu schreien, um den Klienten wach zu halten, meist genügen kleine Änderungen der Stimmqualität.

Bei schwereren Fällen sollte der Klient angewiesen werden, sich auf die Stimme des Therapeuten zu konzentrieren, während er die Muskeln tief entspannt hat. Diese Anweisungen sollten in die Gesamtentspannungsinstruktion eingebaut werden und nicht isoliert vor der Sitzung gegeben werden. So sollte der Therapeut etwa folgende Bemerkungen einfließen lassen: »Sie bemerken, wie die Muskeln mehr und mehr entspannt werden, Sie können gut und genau auf meine Stimme achten«, oder »konzentrieren Sie sich ganz auf den Klang meiner Stimme und auf Ihre eigene ruhige und regelmäßige Atmung, gleichzeitig werden die Muskeln mehr und mehr entspannt«.

Wenn dies das Problem des Einschlafens nicht beheben kann, sollten die Zeiten der Entspannung auf 30 Sekunden verringert werden. Dann hat der Klient nicht so lange Zeit, sich auf die Entspannung zu konzentrieren. Der Therapeut muß die Mitte zwischen einer Entspannungstiefe, die einschläfernd wirkt, und einem normalen Wachzustand halten können. Eine drastische Verkürzung der Entspannungszeiten ist nur in den schwersten Fällen zu empfehlen und erst, nachdem andere Techniken, das Einschlafen zu vermeiden, erfolglos ausprobiert worden sind (einschließlich ausreichender häuslicher Übung).

Husten und Niesen

Einige störende Verhaltensweisen des Klienten wie Sprechen, Einschlafen und Muskelspasmen haben wir bereits besprochen; zwei andere sind Husten und Niesen. Diese sind meist keine schwierigen Störungen, vor allem wenn der Klient gesund ist und das Husten oder Niesen nur ein oder zweimal während einer Sitzung auftritt. In dem Falle sollte es nicht beachtet werden. Der Therapeut sollte nur kurz dem Klienten versichern, daß diese Unterbrechungen die Entspannung nicht stören. Dem Klient wird gesagt, er könne ruhig wieder husten oder niesen, wenn das Bedürfnis dazu besteht. Es unterdrücken zu wollen würde eine erhöhte Muskelspannung bewirken.

Wenn der Klient jedoch z. B. erkältet ist und deshalb hustet und niest, sollte der Therapeut erwägen, ob nicht die Sitzung nach Abklingen der Erkältung weitergeführt wird. Ein erkälteter Klient kann und mag nicht lange genau bewegungslos verharren und seinen Zustand ignorieren, um eine Entspannung zu erreichen. Wenn dauernd Unterbrechungen abzusehen sind, sollte man die Sitzung auf später verlegen.

Problematischer ist der Raucherhusten, der stets dann aufzutreten pflegt, wenn der Klient tief Luft holen und die Luft anhalten soll. Viele starke und auch mäßige Raucher können nicht tief einatmen, ohne zu husten. In diesen Fällen sollte der Klient einatmen, und zwar nicht so besonders tief, während er sich anspannt. Man kann den Klienten auch während der Anspannung ausatmen lassen (und zwar nicht so scharf) und normal atmen lassen bei gelockerter Muskulatur. Wenn flaches Ein- und Ausatmen den Zweck verfehlen, muß der Therapeut das Luftanhalten aus dem Training herauslassen. Natürlich sollte der Klient die alternativen Verfahren eine Zeitlang anwenden können, bevor man sie als nutzlos wieder läßt.

Das Unvermögen, bestimmte Muskelgruppen zu entspannen

Oft berichtet ein Klient über andauernde Schwierigkeiten, eine bestimmte Muskelgruppe zu entspannen. Dies passiert auch in Fällen, wo schon andere Anspannungstechniken eingeführt wurden (wie sie in Kapitel 5 beschrieben sind). Die andere Technik wirkt vielleicht nur vorübergehend, und wenn erneut Schwierigkeiten auftreten, sollte der Therapeut sofort ein neues Vorgehen finden. Sind mehrere Möglichkeiten erfolglos probiert worden, kann der Therapeut vermuten, daß sich Gedanken aufdrängen (siehe den entsprechenden Abschnitt). In der Regel legt sich jedoch die Schwierigkeit, bestimmte Muskelgruppen zu entspannen, wenn man regelmäßig mit anderen Anspannungstechniken übt.

Manche Klienten meinen, das normale Entspannungsverfahren habe nicht die gewünschte Wirkung, weil eine wichtige Muskelgruppe vernachlässigt worden sei (z. B. die Muskeln der unteren Rückenpartie). Der Therapeut und der Klient sollten dann zusammen ein Verfahren zur Anspannung der entsprechenden Muskelgruppe erarbeiten (z. B. soll der Klient sich leicht aus dem Sessel erheben und dazu die untere Rückenmuskulatur benutzen). Wenn also in einer Muskelgruppe, die nicht berücksichtigt wurde, ein Spannungsgefühl verbleibt, sollte der Therapeut einfach auch dafür ein neues Anspannungsverfahren entwickeln und dieses Muskelgebiet nicht unberücksichtigt lassen, nur weil es in den Kapiteln 5, 6 und 7 nicht aufgeführt ist.

Ungewöhnliche Empfindungen während der Entspannung

Viele der Empfindungen, die bei tiefer Entspannung auftreten, sind für den Klienten ungewohnt, weil er entweder sie nie vorher richtig beachtet hat oder weil er nie tief entspannt war. Solche Empfindungen schließen oft eine mangelnde Raumorientierung ein: Der Klient hat das Gefühl, er schwebe, oder er kann die Lage seiner Beine und Arme im Verhältnis zum Körper nicht bestimmen. Diese allgemeine Desorientierung ist oft von Wärme-, Kribbel- oder Kältegefühlen begleitet. Manchmal ängstigen diese Empfindungen den Klienten, und der Therapeut muß dann so reagieren, daß er Sicherheitsgefühl vermittelt.

Zunächst sollte er erwähnen, daß solche Empfindungen häufig beim Erlernen von Entspannungstechniken erlebt werden und daß sie das erfolgreiche Lernen anzeigen. Der Klient sollte eher dahin kommen, diese Empfindungen zu genießen, als sie zu fürchten. Wenn diese Versicherungen nicht beruhigend wirken, kann der Therapeut lediglich bitten, die Augen zu öffnen und — ohne sich zu bewegen — im Raum herumzuschauen und auf den eigenen Körper, und dann mit geschlossenen Augen die Entspannung fortzuführen. Man sollte dem Klienten sagen, daß er diese Orientierung während der Sitzung oder bei den häuslichen Übungen immer vornehmen kann, wenn er durch seltsame Empfindungen geängstigt wird. Der Klient sollte neu auftretende Gefühle nicht fürchten, sondern beachten, wie sie sind, und lernen, sich nicht darüber zu ängstigen.

»KONTROLLVERLUST« WÄHREND DER ENTSPANNUNG

Manchmal stellen das systematische Anspannen und Lockern verschiedener Muskeln und die dadurch verursachten Empfindungen (die alle für ein erfolgreiches Entspannungstraining nötig sind) selber das Problem des Klienten dar. Für den Therapeuten ist das eine ernste Schwierigkeit und tritt meist bei Klienten auf, die die Kontrolle über ihr Verhalten oder über ihre Emotionen zu verlieren neigen. Bei ihnen ist vom Standardverfahren zur Entspannung abzuraten. Die subjektiven Erlebnisse während der Entspannung erscheinen diesen Klienten fremd, und bevor diese Empfindungen nicht als angenehm und kontrollierbar gesehen werden, fühlen sie sich eher noch weniger unter eigener Kontrolle.

Wir haben an zwei solchen Fällen Erfahrungen gesammelt. Das Problem des einen Klienten war Angst, seine Muskeln anzuspannen. In der Vergangenheit erlebte er, wenn er willentlich seine Muskeln anspannte, Entfremdungsgefühle und Verlust seiner Kontrolle und erinnerte sich lebhaft an ängstigende Szenen aus seiner Kindheit. Der andere Klient klagte über die Angst, seine Kontrolle zu verlieren oder »verrückt« zu werden, wenn immer er allein war oder anfing, auf etwas zu starren. Die normalen Entspannungsprozeduren würden in diesen beiden Fällen Verhaltensweisen erfordert haben (wie Anspannen und auf eine Muskelgruppe konzentrieren), die in der Vorgeschichte Angstreize darstellten.

Solche Schwierigkeiten sind leicht zu umgehen, wenn man zu dem Grundverfahren drei spezielle Stufen hinzufügt. Erstens muß auf die subjektiven Erlebnisse noch ausführlicher eingegangen werden, die wahrscheinlich während des Trainings auftreten können. Es sollte betont werden, daß diese Empfindungen von dem Klienten selber stammen und nicht vom Therapeuten; wenn sie auch neu sind, werden sie dennoch angenehm sein.

Zweitens sollte das Grundverfahren noch behutsamer eingeführt werden. Die erste Sitzung sollte nur in einer ausgedehnten Einführung, wie sie sonst im eigentlichen Training vorausgeht, bestehen. D. h., der Klient sitzt auf einem normalen Stuhl, mit geöffneten Augen, und das Licht bleibt an. Dann sollte der Therapeut die verschiedenen Anspannen-Lockern-Zyklen vormachen, und der Klient ahmt sie nach und berichtet über auftauchende Empfindungen. Es sollte darauf aufmerksam gemacht werden, daß er Anspannen und Lockern selber kontrolliert und auch die dabei auftretenden Gefühle. Der Therapeut sollte dem Klienten helfen, die Empfindungen zu beschreiben und zu benennen. Die Anweisungen des Therapeuten werden im Umgangston gemacht. Die Anweisungen für häusliche Übungen sollten nach dieser Sitzung gegeben werden: Licht an, aufrecht sitzen, Augen offen.

Je mehr der Klient fortschreitet, desto mehr sollte die äußere Situation dem Standardverfahren angeglichen werden. Wir empfehlen folgende schrittweise Änderungen: 1. Zurücklehnen des Klienten, 2. Abdunkeln des Lichts, 3. Augen schließen. Die Stimme des Therapeuten sollte nach und nach sich mehr einer eintönigen Stimmlage nähern.

Drittens sollte während der Fragezeit besonders betont werden, daß die beim Klienten geweckten positiven Erwartungen tatsächlich sich erfüllen. Er sollte jede neue Empfindung beschreiben, und es sollte ihm versichert werden, daß das eine übliche Erscheinung bei der tiefen Muskelentspannung ist. Der Klient sollte auch daran erinnert werden, daß ein Ziel des Entspannungstrainings ja ist, die Kontrolle des Klienten über seine Emotionen zu verbessern.

»INNERE ERREGUNG«

Gelegentlich bestätigen Klienten zum Ende einer Sitzung zwar die Entspannung in den Muskeln, aber berichten über ein »inneres Spannungsgefühl«. Sie fühlen sich innerlich gespannt oder ängstlich, obwohl sie peripher tief entspannt sind. In diesem Fall sollte der Therapeut erklären, daß diese innere Spannung mit den Muskeln zusammenhängt, die nicht vom Willen kontrolliert werden, wohingegen das Entspannungstraining direkt an der willkürlichen Muskulatur ansetzt. Man kann dann den Zusammenhang beider Systeme, der willkürlichen und unwillkürlichen Muskulatur, darlegen und zu erkennen geben, daß die Entspannung der willkürlichen Muskulatur evtl. auf die unwillkürliche zurückwirkt.

Deswegen sollte sich der Klient nicht aufregen oder sich für anomal halten. Die Entspannung wird von der peripheren, willkürlichen Muskulatur, die in das Entspannungstraining einbezogen ist, auf die unwillkürliche, autonome, noch angespannte Muskulatur generalisieren. Je tiefer sich der Klient entspannen kann, um so mehr wird die Frequenz des Herzschlags und der Atmung sinken und andere interne Vorgänge werden sich beruhigen.

Wenn die Schwierigkeit nicht so zu beheben ist, kann der Therapeut sicher sein, daß der Klient nicht richtig in den Entspannungsverfahren trainiert ist. Der Therapeut sollte dann noch mal die Darbietung der Trainingsaufgaben überprüfen, um sicher zu sein, daß alle Muskelgruppen entspannt sind, besonders die, die in der Nähe der Erregung liegen (die Muskeln der Brust, des Rückens und des Bauches).

Das mangelnde Befolgen der Anweisungen

Manchmal befolgt der Klient die Anweisungen nicht richtig. Das tritt leicht zu Beginn des Trainings auf. Dafür gibt es zwei Gründe: Entweder hat der Klient die Anweisung vergessen oder falsch verstanden, oder er versucht die Situation dadurch zu bestimmen, daß er sich nicht an die Anweisungen hält. Weil es viele und zum Teil anscheinend schwer verständliche Anweisungen sind, ist es zunächst besser, anzunehmen, der Klient habe sie nicht verstanden oder falsch ausgelegt. Deshalb sollten entsprechende Anweisungen wiederholt werden.

Z. B. spannt der Klient eine Muskelgruppe vor dem Zeichen »jetzt« an, wodurch er es dem Therapeuten schwermacht, die Spannungszyklen genau zeitlich abzustimmen. Oder der Klient lockert die Spannung allmählich oder unabhängig von den Spannungsanweisungen und macht so eigene Spannungszyklen. Der Therapeut sollte einfach den Klienten an das Standardverfahren erinnern und z. B. sagen: »Das war gut; beim nächsten Mal beginnen Sie bitte nicht die Muskeln anzuspannen, bis ich das Zeichen ›jetzt‹ gegeben habe«, oder »Sie machen das gut, denken Sie bitte daran, alle Spannung auf einmal zu lockern statt allmählich«, oder »Denken Sie daran, die Muskelgruppen nur auf meine Anweisung hin anzuspannen. Achten Sie auf meine Stimme und versuchen Sie das, was ich Ihnen sage, so gut wie möglich auszuführen«. Der Therapeut befindet sich in der Rolle eines Lehrers, der den Schüler an die kommenden Aufgaben erinnert. Der Therapeut sollte nicht eine strafende Haltung einnehmen.

Wenn der Klient dagegen die Situation von sich aus kontrollieren will, sollte der Therapeut, wie in den früheren Abschnitten dargestellt, reagieren: er soll einfach dieselben Instruktionen immer wieder geben, damit der Klient nicht mit unabhängigem Vorgehen durchkommt. Wenn so die Aufforderung, nur auf das Zeichen hin anzuspannen, zweimal gemacht wurde und der Klient nach wie vor unabhängig davon anspannt, sollte der Therapeut den Anspannungszyklus an derselben Muskelgruppe so lange wiederholen, bis der Klient auf das vereinbarte Zeichen hin anspannt. Egal, ob das Nichtbefolgen ein Versehen oder Absicht ist, muß der Therapeut die Situation in der Hand haben und den Fortgang der Sitzung nicht gestatten, solange der Klient nicht mitarbeitet. Ist die mangelnde Kooperation ein Teilproblem der Schwierigkeiten, deretwegen der Klient den Therapeuten aufgesucht hat, sollte das am Ende der Sitzung besprochen werden. Wenn die Sitzung wegen unkooperativen Verhaltens nicht fortgeführt werden kann, muß man sie bis nach der Lösung des Problems aufschieben.

ÜBUNGSPROBLEME

Wenn der Klient die häuslichen Übungen nicht ausführt, gehört das zum Nichtbefolgen von Anweisungen. Wir behandeln dieses Problem jedoch gesondert, da es außerhalb der Sitzung auftritt.

Es gibt zwei Gründe, warum Klienten nicht üben. Der erste besteht in äußeren Gründen, wie die Umgebung oder die zeitliche Belastung, die es dem Klienten erschweren, die Übungen auszuführen oder an das Üben zu denken. Der zweite ist eher ernst zu nehmen; das Entspannen mag dann nicht so angenehm sein, weil es nicht das erwünschte Maß an Spannungsverminderung bewirkt.

Aus welchem Grund auch immer das Üben unterbleibt, der Therapeut sollte ganz konstant betonen, wie wichtig das Üben ist. Er kann das Entspannungstraining vergleichen mit Körpertraining, mit Lesenlernen oder sonst etwas, nur muß dem Klienten klargemacht werden, daß er ohne regelmäßige Übung diese Fähigkeit nicht erlernt.

Umgebungsfaktoren, die das Üben verhindern und sich ändern lassen, sollten in Zusammenarbeit von Therapeut und Klient passend geändert werden. Man kann die Zeit zum Üben verlegen oder den Raum wechseln, oder der Klient macht sich einen Vermerk, damit er an das Üben denkt. Die Umgebung muß so gestaltet werden, daß regelmäßiges Üben wahrscheinlicher wird.

Sind nach Angaben des Klienten die äußeren Gegebenheiten zufriedenstellend, und er übt trotzdem nicht (letzteres kann er berichten, oder der Therapeut bemerkt es durch den mangelnden Fortschritt, siehe Kapitel 10), so sollte der Therapeut nach Fehlern bei der Entspannungsübung fahnden, die für die mangelnde Begeisterung des Klienten verantwortlich sein könnten. Wenn der Klient sich während der Sitzung gut und ausreichend entspannen kann, sollte er auch motiviert sein für den Versuch, zu Hause denselben Zustand zu erreichen. Der Therapeut muß sicherstellen, daß in der Sitzung tiefe Entspannung erreicht wird; andernfalls muß er sein Trainingsverfahren verbessern.

Sollte trotz passender äußerer Umgebung und ausreichender Entspannung während der Sitzung der Klient weiterhin nicht üben, kann der Therapeut z. B. äußern: »Wir werden nicht zu den wirksameren Entspannungsmethoden kommen, bevor wir nicht die frühen Stadien beherrschen und bevor wir nicht sehen, daß Sie zu Hause so üben, wie geübt werden muß.«

Wenn der Klient trotzdem nicht übt, sollte seine mangelnde Mitarbeit zusammen mit anderen Schwierigkeiten besprochen werden; später kann die Häufigkeit des Übens sogar als Indikator für die allgemeine Motivation des Klienten gelten.

ZU VERMEIDENDE WÖRTER UND FORMULIERUNGEN

Wie in Kapitel 6 erwähnt, sollte der Therapeut am Ende des ersten Entspannungstrainings durch Befragen herausfinden, was von dem, was er sagt, den Klienten bei seiner Entspannung stört. Gleichzeitig sollte er Empfindungen des Klienten in Erfahrung bringen, um sie später bei den Entspannungsanweisungen zu benutzen. Er sollte erfragen, welche Wörter und Formulierungen sich mit dem Entspannen nicht vertragen. Abgesehen von allem, was der Therapeut hierbei an Informationen erhält, gibt es jedoch Wörter und Formulierungen, die man in jedem Fall beim Entspannungstraining vermeiden sollte, da sie bei einer großen Zahl von Leuten unangenehme Gefühle wecken.

Jeder Bezug auf beim Klienten vorhandene Schwächen und Defekte sollte unterbleiben. Wenn jemand z. B. übergewichtig ist, sollte der Therapeut die Bemerkung vermeiden: »Achten Sie auf die Gefühle in den Muskeln, wie sie schwerer werden.« In solchen Fällen sollte man auch nicht auf schlaffe oder hängende Muskeln hinweisen. Solche Feststellungen treffen besonders empfindliche Stellen, wenn sie sich auf Nacken-, Bauch- und Gesichtsmuskeln beziehen.

Allgemein muß der Therapeut sich auf sein eigenes Urteil verlassen; am besten unterläßt man jede Bemerkung, die den Klienten ängstigen oder stören könnte. Es gibt ja viele andere Wörter und Formulierungen, die benutzt werden können (siehe Anhang B), und das Risiko, mit anzüglichen Bemerkungen den Klienten aufzuregen, ist zu groß. Z. B. kann der Therapeut bei den Gesichtsmuskeln statt »locker fallen lassen« »weich werden lassen« sagen.

Auch sollte der Therapeut nichts äußern, was nahelegen könnte, die Entspannung würde zu physischen Schäden führen. Z. B. sollte er nicht sagen: »Spannen Sie die Muskeln fest an, ganz fest, bis zum Zerreißen«, oder »Spannen Sie die Muskeln, bis es kracht«. Der Klient sollte auch seine Muskeln nicht »anreißen«, sondern anspannen.

Schlusswort über Probleme

Welche Schwierigkeiten auch immer sich einstellen, ein Prinzip sollte nie verletzt werden: der Klient sollte sich beim Verlassen des Behandlungsraumes wohler fühlen als beim Betreten desselben. Wenn aufregende Themen besprochen werden müssen, sollte das vor der Sitzung und nicht nach dem Entspannungstraining geschehen. Natürlich können harmlose Probleme, die sich auf die Entspannung beziehen, nach der Sitzung erörtert werden. Man sollte jedoch nicht vergessen, daß der Klient sich nach einer guten Entspannungssitzung in einem ruhigen und wohligen Zustand befindet, der noch einige Zeit nach der Sitzung andauert. Der Therapeut will diese Gefühle nicht unterbrechen und soll daher aufregende Inhalte zum Beginn der Sitzung angehen. Wenn ein Klient unmittelbar nach der Sitzung etwas ihn Belastendes anbringen will, sollte man das mit Entschuldigungen wegen der Zeit auf den Beginn der nächsten Sitzung verschieben. (Spricht der Klient etwas an, was der Therapeut schon lange mit ihm erörtern wollte, so kann der Therapeut natürlich die gegebene Regel durchbrechen. Das sollte jedoch eine seltene Ausnahme sein.) Die Entspannung sollte der letzte und angenehmste Teil einer Sitzung sein.

10. Wie man den Fortschritt eines Klienten feststellt

Wir wollen in diesem kurzen Kapitel Kriterien diskutieren, die es abzuschätzen erlauben, ob ein angemessener Fortschritt im Entspannungstraining gemacht wurde. Diese Vorschläge sind Ergänzungen, kein Ersatz für die klinische Erfahrung des Therapeuten, mit der er beurteilt, ob das, was der Klient angibt, zutrifft.

BERICHTE UND FRAGEN DES KLIENTEN

Der Therapeut sollte auf Bemerkungen des Klienten achten, die anzeigen, daß er sich schon beim Zurücklehnen zu entspannen beginnt. Sie besagen, daß die Umgebungsreize die Kontrolle über das Verhalten übernommen haben. Bei fortgeschrittenem Training sollte der Therapeut zum Ende der Sitzung das Gefühl bekommen, er verschwende seine Zeit, da der Klient, ohne daß alle Muskelgruppen entspannt worden waren, schon völlig entspannt erscheint. Die Äußerungen des Klienten sollten dahin gehen: »Es war eine Überwindung, die Muskeln meiner Beine anzuspannen, weil sie schon so tief entspannt waren.«

Zunehmendes Können zeigt sich auch in solchen Bemerkungen des Klienten an, wie z. B. er fühle sich, auch ohne Entspannung auszuführen, allgemein gelassener. Allgemein sollte sich der Klient weniger aufgeregt und nervös fühlen. Wenn der Klient so etwas nicht spontan sagt, sollte der Therapeut ruhig danach fragen. Normalerweise gibt jedoch ein sich rasch bessernder Klient diese Information, bevor er danach gefragt wird oder im Zusammenhang mit einer allgemeinen Frage, etwa »Wie läuft es?«

Ein anderes Anzeichen dafür, das leicht als mangelnde Mitarbeit mißverstanden wird, ist die Frage, ob das zweimalige Üben zu Hause wirklich noch nötig ist. Der Therapeut muß abschätzen, ob der Grund für diese Frage ein so gut fortgeschrittenes Können ist, daß die zweite Übung überflüssig geworden ist. Meist ist es besser, den Klienten weiter zweimal täglich üben zu lassen, bis die Zählmethode eingeführt ist. Etwas Überlernen ist wohl nicht schädlich und kann dazu helfen, das Verfahren in wirklich schwierigen Situationen anzuwenden.

Kriterien während der Entspannungssitzung

Ein wichtiges Kriterium ist der Zeitaufwand, der in jeder Sitzung benötigt wird. Das Entspannungstraining will keine Geschwindigkeitsrekorde brechen, doch benötigt man für das Vorgehen immer weniger Zeit, wenn alles glatt geht. Wenn nach 3 bis 4 Sitzungen der Klient noch häufig signalisiert, er habe keine tiefe Entspannung erreicht, oder er zeigt andere Schwierigkeiten an, sollte der Therapeut den Berichten über regelmäßiges Üben mißtrauen.

Zunehmendes Können schlägt sich auch in weniger Bewegung während der Sitzung nieder. Der Klient sollte schließlich wie ein Schlafender aussehen, ohne wirklich zu schlafen. Zusätzlich sollte sich die Atmung deutlich im Verlauf einer Sitzung verlangsamen.

Ein anderes Kriterium für tiefe Entspannung ist ein leicht herabhängender Unterkiefer. Ein Klient beginnt z. B. die Sitzung mit geschlossenem Mund, gegen Ende späterer Sitzungen sollte das Gesicht sehr entspannt und die Lippen geöffnet sein. Auch die Stellung der Beine zeigt den Grad der Entspannung an. Sie ändert sich von paralleler Stellung bis schließlich zu einer Winkelstellung von 45 Grad. Darauf kann man in jeder Sitzung achten, und man kann dieses Kriterium, wenn der Fortschritt gut ist, von Sitzung zu Sitzung früher erwarten.

Wenn das Fortschreiten unbefriedigend bleibt, sollte der Therapeut das hemmende Problem herausfinden und ein Verfahren ersinnen, es zu beseitigen.

11. Hypnose, Medikamente und Entspannung

Wir haben aus zwei Gründen diese kurze Besprechung über den Zusammenhang von Hypnose und Medikamenten mit der Entspannung hier eingefügt. Erstens sollte der Therapeut das Wesen der progressiven Muskelentspannung verstehen und sich über ihre Parallelen und Unterschiede im Vergleich zu den Medikamenten und zur Hypnose klar sein. Zweitens fragen Klienten oft darüber nach. Da die Hypnose eine bekannte Technik ist, meinen Klienten oft Gemeinsamkeiten der laienhaft aufgefaßten Hypnose mit dem, was sie in der Entspannung erleben, zu erkennen. Leider können die häufig mit einem Hypnotiseur assoziierten Fehlinformationen und ein gewisser Wunderglaube ein Hindernis für ein wirksames Training sein. Der Klient fürchtet, er könne Geheimnisse ausplaudern, könne sich evtl. an in der Sitzung Geschehenes nicht erinnern oder könne zu peinlichen Handlungen gebracht werden. Daher sollte der Therapeut ihm den Unterschied zwischen den zwei Techniken und ihren Wirkungen klarmachen können. Die verbreitete Beliebtheit der Medikamente kann die Einstellung der Klienten ähnlich beeinflussen. Einige Klienten werden ob der Dauer und der Mitarbeit, die das Training verlangt, ungeduldig und fragen, warum der Therapeut nicht einfach Tranquilizer verschreibt.

DAS WESEN DER ENTSPANNUNG

Das Entspannungstraining vermindert, wie man gefunden hat, die subjektiv empfundene Spannung und beeinflußt eine Reihe anderer physiologischer Vorgänge. Man kann sich dann fragen, wie es möglich ist, durch Anspannen—Lockern verschiedener Muskelgruppen des Skeletts, vereint mit indirekten Suggestionen, Änderungen in anderen Körpersystemen zu erreichen. Die Forschung hat bisher nur wenige Antworten darauf gefunden. Frühere Emotionstheorien haben die Willkürmotorik, die autonome Aktivität und geistige Vorgänge in vielfältiger Weise verknüpft gesehen und dem einen oder anderen mehr Gewicht zugemessen. Neuere Ansätze betonen die Rolle des retikulären Systems (ein diffuses Nervengewebe im Zentralnervensystem) bei der Vermittlung zwischen den drei genannten Komponenten. Dies ist ein Modell, anhand dessen man die Entspannungswirkung verstehen kann. Eine verminderte autonome Erregung könnte auf diese Weise durch das, was eine Person denkt (Kognition), und durch verminderte Willkürmotorik bewirkt sein. Ähnlich können subjektive Angstgefühle durch indirekte Suggestionen oder durch Ausschalten autonomer oder willkürlicher Komponenten dieser Gefühle abgebaut werden.

Auch ohne dieses Modell zu akzeptieren, kann ein Therapeut die progressive Muskelentspannung anwenden; es sollte ein Rahmen benutzt werden, der dem jeweiligen Klienten angemessen erscheint. Ob es der physiologische Entspannungseffekt oder das angenehme Gefühl bei der Entspannung ist, das gute Ergebnisse bewirkt, jedenfalls bestätigt die Forschung, daß Änderungen im Sinne von weniger subjektivem Streß und verringerter physiologischer Erregung nachweisbar sind.

HYPNOSE

Wegen des »Magischen«, das die Hypnose umgibt, besteht über ihr Wesen eine verbreitete Unsicherheit. Einige Forscher meinen, sie sei ein spezifischer psychischer Zustand, und bieten Daten zur Unterstützung dieser These an. Skeptischere Untersucher verwerfen sie als intensives Theaterspiel und Aufmerksamkeitshascherei. Wie auch immer die Natur der Hypnose ist, es gibt ähnliche Aspekte bei der Hypnose und dem Entspannungstraining. Daher ist es wichtig, die Unterschiede herauszustellen, um die progressive Muskelentspannung sowohl vom Beigeschmack wie vom Gerede, die das Hypnotisieren umgeben, freizuhalten.

Hypnotische und Entspannungsverfahren haben, wie Paul (1969a) aufzeigt, mindestens 7 gemeinsame Charakteristika: 1. begrenzte sensorische Aufnahme, 2. eingeschränkte Körperbewegung, 3. verminderte Aufmerksamkeit, 4. absichtliche eintönige Reizung, 5. geänderte Körperwahrnehmung, 6. geschlossene Augen des Individuums, 7. Anwenden motivierender Anweisungen. Beide Verfahren zielen darauf ab, die Konzentration des Klienten auf bestimmte körperliche und psychische Erlebnisse zu lenken. Der eigentliche Unterschied besteht darin, wie die zwei Techniken solche Erlebnisse herbeiführen. Bei der progressiven Muskelentspannung werden die körperlichen Empfindungen durch Anspannen und Lokkern der Muskelgruppen des Klienten erzielt.

Andere abweichende Momente der progressiven Muskelentspannung sind: 1. Suggestionen von Entspannung, Wärme und ähnlichem sind indirekt und sollen lediglich die Aufmerksamkeit des Klienten auf Phänomene richten, die sich »wirklich« am Niveau der muskulären Erregung abspielen. 2. Das Können wird durch Übung erlernt und vom Klienten kontrolliert. 3. Ziel der progressiven Muskelentspannung ist es, den Klienten entspannt und gezielt aufmerksam zu machen; selten strebt der Hypnotiseur einen Trancezustand um der Trance willen an.

Es sollte natürlich festgehalten werden, daß sowohl die Hypnose wie die progressive Muskelentspannung einzeln und kombiniert in psychotherapeutischer Forschung und in klinischer Praxis angewandt worden sind. Mit beiden vermag man tatsächlich die gewünschten Wirkungen des angenehmen subjektiven Zustandes, der gerichteten Aufmerksamkeit und der verminderten physiologischen Erregung zu erreichen. Aus drei Gründen sollte bei der Spannungsminderung die progressive Muskelentspannung der Hypnose vorgezogen werden. Erstens, wie bereits erwähnt, erweckt die Hypnose unerwünschte Assoziationen. Zweitens, Entspannung ist etwas, was der Klient üben kann, beherrschen kann und alltäglich anwenden kann. Drittens gibt es gute Untersuchungsergebnisse, die besagen, daß die progressive Muskelentspannung die physiologische Erregung wirksamer reduziert als die Hypnose.

Paul (1969a) verglich, wie schon erwähnt, die Wirksamkeit von Hypnose, progressiver Muskelentspannung und einer selbst kontrollierten Entspannung. 20 Studentinnen waren in jeder Untersuchungsgruppe. Die Ergebnisse zeigten, daß Hypnose und progressive Muskelentspannung sowohl die subjektive Erregung als auch die physiologische Erregung signifikant stärker minderten als die Eigenentspannung. Die progressive Muskelentspannung erzielte jedoch eine allgemeine physiologische Beruhigung besser und schneller als die Hypnose und war wirksamer in der Verlangsamung der Herzschlagrate und Verringerung der Muskelspannung

MEDIKAMENTE

Zwei Problemkreise müssen im Zusammenhang mit Medikamenten besprochen werden. Erstens nehmen Klienten, für die ein Entspannungstraining indiziert ist, oft schon Beruhigungsmittel ein. Zweitens benutzen viele Therapeuten Medikamente als Ergänzung zum Entspannungstraining oder oft als Ersatz dafür.

Wie wenig tatsächlich über die Wirkung von Medikamenten auf die Physiologie des Menschen und das Lernen bekannt ist, erstaunt immer wieder. Meistens wurden andere Arten von Organismen untersucht. Die Generalisierung dieser Ereignisse auf den Menschen steht auf schwachen Füßen. Weiter sind erst in jüngster Zeit gut kontrollierte Studien im Bereich der Psychopharmakologie unternommen worden. Daraus folgern wir, in der Verwendung von Medikamenten sei eher Zurückhaltung am Platz, und wir stehen mit dieser Überzeugung nicht allein (z. B. Reed 1966, Jacobson 1964).

Während des Erstinterviews, sobald ein Entspannungstraining indiziert erscheint, sollte der Therapeut fragen, ob der Klient Medikamente einnimmt. Weiterhin sollte man den Klienten bitten, die Einnahme noch vor Beginn des Trainings aufzuhören. (Eine eingehende medizinische Untersuchung und in manchen Fällen ein Absetzen der Medikamente unter ärztlicher Aufsicht sind empfehlenswert.) Es ist sehr wenig bekannt, wie sich verschiedene Medikamente, die routinemäßig verschrieben werden, auf das Lernen von Fähigkeiten zur Entspannung auswirken. Da Entspannung eine erlernte Fähigkeit ist, ist es schwer zu sagen, ob das Lernen unter Medikamenten wirksam ist und ob die erlernte Fähigkeit das Absetzen der Medikamente nach der Therapie überdauert. Daher sollte man am besten die Einnahme von Medikamenten vor Beginn des Entspannungstrainings aufgeben.

In Verhaltenstherapieprogrammen sind verschiedene Medikamente benutzt worden. Wolpe z. B. setzte Chlorpromazin, Codein und Meprobamate bei der In-vivo-Desensibilisierung ein. Andere Drogen sind zur Erleichterung der Entspannung angewendet worden, entweder bei der systematischen Desensibilisierung oder bei der Vorbereitung von Therapieprogrammen.

Bei den Verfahren mit Medikamenten entstehen vier Probleme. Erstens, nicht medizinisch ausgebildetes Personal kann diese Behandlung nicht anwenden. Dagegen kann jeder aus einschlägigen Berufen oder sogar ein Laie mit Hilfe dieses Handbuchs die progressive Muskelentspannung lehren. Zweitens befindet sich die Forschung über Medikamentenanwendung in der Verhaltenstherapie ausschließlich auf der Stufe unkontrollierter Fallberichte. Daher konnten nur wenige allgemein anwendbare Folgerungen gezogen werden. Drittens gibt es das Problem der Generalisierung des Lernens von dem Zustand unter Medikamenten zu dem ohne Medikamente. Einige kontrollierte Untersuchungen an anderen

Spezies ergaben einen Verlust des neu gelernten Verhaltens, wenn die Medikamente abgesetzt wurden. Viertens wurden meist schnell wirkende Medikamente gegeben und diese nur bei Dekonditionierungstherapien. Sie sind nicht bei einer längerfristigen, durch den Klienten kontrollierten Entspannung zu benutzen. Ein Klient kann natürlich durch Medikamente in entsprechender Dosierung dazu gebracht werden, daß er völlig entspannt ist; jedoch ist das nur mit großen Nachteilen, was Geld, Gesundheit und Handlungseffizienz u. a. anbelangt, zu erreichen. Entspannung ist eine Fähigkeit, die gelernt und zur Spannungsminderung und zum Erreichen eines subjektiven Wohlgefühls eingesetzt werden kann, ohne von etwas abhängig zu sein, das jenseits des dem Klienten eigenen, systematisch beigebrachten Verhaltens läge.

Anhang A

INHALTSANGABE FÜR DIE DARLEGUNG DER GRUNDZÜGE

I. Einleitung
   A. Die benutzten Verfahren heißen progressive Muskelentspannung.
   B. Bei der progressiven Muskelentspannung lernt man alle Muskelgruppen des Körpers anzuspannen und zu lockern.
   C. Um zu lernen, wie man sich entspannt, ist es wichtig, ganz aufmerksam auf die Empfindungen der Spannung und Entspannung im Körper zu werden.
   D. Die Fähigkeit, sich zu entspannen, wird genauso gelernt wie andere motorische Fähigkeiten. (Ich verändere nichts an Ihnen; Sie erlernen lediglich eine Technik.)
   E. Wir benutzen die Anspannung, um schließlich Entspannung zu erreichen.
      1. Starke Anspannung bemerkt man gut, und Sie werden lernen, auf diese Gefühle zu achten.
      2. Die anfängliche Anspannung gibt uns einen Ausgangspunkt, so daß beim Lockern der Spannung tiefe Entspannung entsteht.
   F. Fragen und Erläuterungen.

II. Anweisungen zum Anspannen
   A. Wir werden 16 Muskelgruppen verwenden, die angespannt und gelockert werden. Sowie sich das Kön-

nen weiter entwickelt, wird die Anzahl der Muskelgruppen verringert.
- B. Anweisungen zum Anspannen der Armmuskulatur und der Handmuskeln. (Vergewissern Sie sich, welche Seite dominant ist.)
  1. Anweisungen für die dominante Hand und den dominanten Unterarm (machen Sie eine feste Faust).
  2. Anweisungen für den dominanten Oberarm (drücken Sie den Ellenbogen auf die Stuhllehne).
  3. Anweisungen für die nichtdominante Hand und den nichtdominanten Unterarm.
  4. Anweisungen für den nichtdominanten Oberarm.
- C. Anweisungen zur Anspannung von Gesichts- und Nackenmuskulatur (machen Sie das Grimassenschneiden vor, um es dem Klienten zu erleichtern).
  1. Anweisungen für die Stirn (heben Sie die Augenbrauen so stark wie möglich).
  2. Anweisungen für die mittlere Gesichtspartie (rümpfen Sie die Nase, und kneifen Sie die Augen zusammen).
  3. Anweisungen für die untere Gesichtspartie und Kiefer (fest zubeißen und die Mundwinkel nach hinten ziehen).
  4. Anweisung für den Nacken (drücken Sie das Kinn auf die Brust, und verhindern Sie gleichzeitig, daß es die Brust berührt).
- D. Anweisungen zur Anspannung von Brust- und Bauchmuskulatur.
  1. Anweisungen für Muskeln der Brust, der Schultern und oberen Rückenpartie (drücken Sie die Schulterblätter hinten zusammen).
  2. Anweisungen für die Bauchmuskulatur (machen Sie den Bauch hart).
- E. Anweisungen zur Anspannung der Muskulatur von Beinen und Füßen.

1. Anweisungen für den dominanten Oberschenkel (spannen Sie die Strecker und Beuger gleichzeitig an).
2. Anweisungen für den dominanten Unterschenkel (ziehen Sie die Zehen nach oben).
3. Anweisungen für den dominanten Fuß (strecken Sie den Fuß, drehen Sie den Fuß nach innen, und beugen Sie die Zehen).
4. Anweisungen für den nichtdominanten Oberschenkel.
5. Anweisungen für den nichtdominanten Unterschenkel.
6. Anweisungen für den nichtdominanten Fuß.
F. Fragen und Erläuterungen (wenden Sie alternative Anspannungsmethoden an).

III. Zusätzliche Anweisungen.

A. Verschiedene Muskelgruppen werden hinsichtlich der Entspannungstiefe miteinander verglichen.
B. Auf das Zeichen hin sollten Sie die Spannung unmittelbar lockern und nicht allmählich.
C. Wenn eine Muskelgruppe entspannt ist, bewegen Sie sie nicht unnötig (ausgenommen, Sie wollen sich bequemer hinsetzen).
D. Sprechen Sie während dieser Sitzung nicht mit mir. Wenn ich Sie um ein Zeichen bitte, heben Sie bitte den kleinen Finger der mir am nächsten liegenden Hand.
E. Festlegen der Sitzungsdauer und Freistellen, eine Pause einzulegen.
F. Entfernen beengender Gegenstände, wie Uhren, Ringe, Brillen, Kontaktlinsen und Schuhe.
G. Fragen und Erläuterungen.
H. Klient lehnt sich im Sessel zurück.
I. Erklärung, warum das Licht abgedunkelt wird.

Anhang B

Entspannungsformeln

Die hier angebotenen Bemerkungen werden vorgeschlagen, um sie nach dem vom Therapeuten gesagten Wort »entspannen« zu verwenden. Versuchen Sie nicht, alle Bemerkungen nach jedem Anspannen-Lockern-Durchgang zu machen, da dies die zur Verfügung stehende Zeit überschreiten würde. Vielmehr sollte nach jedem Durchgang ein Teil der Bemerkungen in beliebiger Kombination gegeben werden, damit das Verhalten des Therapeuten nicht eingefahren und vorhersagbar wird.

»... und entspannen, lassen Sie alle Spannung raus, konzentrieren Sie sich auf die Muskeln, wie sie sich gerade entspannen, fühlen Sie, wie es ist, wenn sich die Muskeln mehr und mehr entspannen, konzentrieren Sie sich auf die Gefühle, die mit dem Einfließen der Entspannung in die Muskeln verbunden sind; genießen Sie dies angenehme Gefühl der Entspannung, wie die Muskeln tiefer und tiefer entspannt werden, immer mehr. Sie brauchen nichts zu tun, konzentrieren Sie sich auf die angenehmen Gefühle, auf die Entspannung in diesem Bereich. Fühlen Sie nur, wie es ist, wenn die Muskeln mehr und mehr entspannt werden; es ist ein ganz angenehmes Gefühl, wie die Muskeln locker werden, weich werden, in der Spannung nachlassen und tiefer und tiefer entspannt sind. Erleben Sie, wie die tiefe, völlige Entspannung in Ihre Muskeln fließt; tiefer und tiefer entspannt, ganz entspannt. Locker lassen, nur einfach über das angenehme Entspannungsgefühl nachdenken. Lassen Sie die Muskeln ganz locker, und achten Sie darauf, wie sie sich im Vergleich zu vorher anfühlen. Fühlen Sie, wie es ist, wenn diese Muskeln ganz und völlig entspannt sind. Achten Sie nur auf die Gefühle der Entspannung, wie der Entspannungszustand zunimmt. Ruhig, lässig und entspannt.«

Literatur

Bendig, A. W. Pittsburgh scale of social extraversion-introversion and emotionality. *Journal of Psychology*, 1962, 53, 199–210.

Bernstein, D. A. Problems in fear assessment in outcome research. Paper presented at meeting of Western. Psychological Association, Los Angeles, April 1970.

Bernstein, D. A. Behavioral fear assessment: anxiety or artifact? In H. Adams and P. Unikel (Eds.), *Issues and Trends in Behavior Therapy*. Springfield, Illinois: Charles C. Thomas, 1973.

Borkovec, T. D. Effects of expectancy on the outcome of systematic desensitization and implosive treatments for analogue anxiety. *Behavior Therapy*, 1972, 3, 29–40.

Borkovec, T. D. and Fowles, D. C. A controlled investigation of the effects of progressive and hypnotic relaxation on insomnia. *Journal of Abnormal Psychology*, 1973, in press.

Campbell, D. T. and Stanley, J. C. *Experimental and Quasi-Experimental Designs for Research*. Chicago: McNally, 1963.

Cooke, G. Evaluation of the efficacy of the components of reciprocal inhibition psychotherapy. *Journal of Abnormal Psychology*, 1968, 75, 464–467.

Davison, G. C. Systematic desensitization as a counter-conditioning process. *Journal of Abnormal Psychology*, 1968, 73, 91–99.

Eisenman, R. Critique of »Treatment of insomnia by relaxation training«: Relaxation training, Rogerian therapy, or demand characteristics. *Journal of Abnormal Psychology*, 1970, 75, 315–316.

Folkins, C. H., Evans, K. L., Opton, E. M. and Lazarus, R. S. Desensitization and the experimental reduction of threat. *Journal of Abnormal Psychology*, 1968, 73, 100–113.

Geer, J. H. and Katkin, E. S. Treatment of insomnia using a variant of systematic desensitization: A case report. *Journal of Abnormal Psychology*, 1966, 71, 161–164.

Graziano, A. M. and Kean, J. E. Programmed relaxation and

reciprocal inhibition with psychotic children. *Behaviour Research and Therapy*, 1968, 6, 433–437.
Husek, T. R. and Alexander, S. The effectiveness of the Anxiety Differential in examination situations. *Educational and Psychological Measurement*, 1963, 23, 309–318.
Jacobson, E. *You Must Relax*. New York: McGraw-Hill, 1934.
Jacobson, E. *Progressive Relaxation*. Chicago: University of Chicago Press, 1938.
Jacobson, E. *Anxiety and Tension Control*. Philadelphia: Lippincott, 1964.
Johnson, D. T. and Spielberger, C. D. The effects of relaxation training and the passage of time on measures of state- and trait-anxiety. *Journal of Clinical Psychology*, 1968, 24, 20–23.
Johnson, S. M. and Sechrest, L. Comparison of desensitization and progressive relaxation in treating test anxiety. *Journal of Consulting and Clinical Psychology*, 1968, 32, 280–286.
Kahn, M., Baker, B. L. and Weiss, J. Treatment of insomnia by relaxation training. *Journal of Abnormal Psychology*, 1968, 73, 556–558.
Lang, P. J. and Lazovik, A. D. Experimental desensitization of a phobia. *Journal of Abnormal and Social Psychology*, 1963, 66, 519–525.
Lang, P. J., Lazovik, A. D. and Reynolds, D. J. Desensitization, suggestibility, and pseudo-therapy. *Journal of Abnormal Psychology*, 1965, 70, 395–402.
Laxer, R. M., Quarter, J., Kooman, A. and Walker, K. Systematic desensitization and relaxation of hightest-anxious secondary school students. *Journal of Counseling Psychology*, 1969, 16, 446–451.
Laxer, R. M. and Walker, K. Counterconditioning versus relaxation in the desensitization of test anxiety. *Journal of Counseling Psychology*, 1970, 17, 431–436.
Lomont, J. F. and Edwards, T. E. The role of relaxation in systematic desensitization. *Behaviour Research and Therapy*, 1967, 3, 11–25.
Paul, G. L. *Insight vs. Desensitization in Psychotherapy*. Stanford: Stanford University Press, 1966.
Paul, G. L. Physiological effects of relaxation training and hypnotic suggestion. *Journal of Abnormal Psychology*, 1969, 74, 425–437. (a)
Paul, G. L. Extraversion, emotionality, and physiological response to relaxation training and hypnotic suggestion. *International Journal of Clinical and Experimental Hypnosis*, 1969, 17, 89–98. (b)

Paul, G. L. Inhibition of physiological response to stressful imagery by relaxation training and hypnotically suggested relaxation. *Behaviour Research and Therapy*, 1969, 7, 249–256. (c)

Paul, G. L. and Trimble, R. W. Recorded vs. »live« relaxation training and hypnotic suggestion: Comparative effectiveness for reducing physiological arousal and inhibiting stress response. *Behavior Therapy*, 1970, 1, 285–302.

Rachman, S. Studies in desensitization I: The separate effects of relaxation and desensitization. *Behaviour Research and Therapy*, 1965, 3, 245–251.

Rachman, S. The rule of muscular relaxation in desensitization therapy. *Behaviour Research and Therapy*, 1968, 6, 233.

Reed, J. L. Comments on the use of methohexitone sodium as a means of inducing relaxation. *Behaviour Research and Therapy*, 1966, 4, 323.

Steinmark, S. W. and Borkovec, T. D. Assessment of active and placebo treatment of moderate insomnia under demand and counter-demand conditions. Midwestern Psychological Association, Chicago, 1973.

Straughan, J. and Dufort, W. H. Task difficulty, relaxation, and anxiety level during verbal learning and recall. *Journal of Abnormal Psychology*, 1969, 74, 621–624.

Wolpe, J. *Psychotherapy by Reciprocal Inhibition*. Stanford: Stanford University Press, 1958.

Zeisset, R. M. Desensitization and relaxation in the modification of psychiatric patients' interview behavior. *Journal of Abnormal Psychology*, 1968, 73, 18–24.

Klinische Anwendungen der progressiven Relaxation

von
Richard Höfler und Monika Kattenbeck

Inhalt

1. Psychophysiologische Aspekte der Progressiven
   Relaxation   157
   1.1 Funktionelle Syndrome – Streßkrankheiten   158
   1.2 Neurotische Körpersymptomatik –
   Strainkrankheiten   161
   1.3 Psychophysiologische Auswirkung von
   Entspannung   166

2. Ausgewählte Anwendungsgebiete in der Behandlung
   psychosomatischer Erkrankungen und funktioneller
   Syndrome   172
   2.1 Herz-Kreislauf-System   172
   2.2 Atmungssystem – Asthma bronchiale   175
   2.3 Hautsystem – Dermatosen   183
   2.4 Verdauungssystem –
   funktionelle Bauchbeschwerden   187
   2.5 Muskel-Skelett-System   190
   2.6 Andere Störungsbereiche   192

3. Progressive Relaxation als Voraussetzung für
   persönlichkeitsfördernde, kreative Prozesse und
   Gesundheit   192

4. Progressive Relaxation im Sinne einer integrativen
   Therapie   195

In den letzten Jahren gewann die Progressive Relaxation auch im deutschsprachigen Raum an Bedeutung, was sich nicht zuletzt durch ihre Anerkennung als zusätzliches Verfahren in der Psychotherapie-Weiterbildung ausdrückte.
Aus der Zusammenarbeit einer Progressiven Relaxationsgruppe von Ärzten und Psychologen, denen als primäre Arbeitsgrundlage das »Handbuch der progressiven Muskelentspannung« von Bernstein und Borkovec dient, entstand der Gedanke, neuere Erkenntnisse der Progressiven Relaxation darzustellen.
Trotz der Vielfalt der Veröffentlichungen über Anwendungsmöglichkeiten und Wirkungsweise der Progressiven Relaxation war es schwierig, technische und statistisch »einwandfreie« Untersuchungen zu finden.
Innerhalb der »Verfahrensvergleiche«, wie z. B. Progressive Relaxation und Meditation, Progressive Relaxation und Biofeedback, Progressive Relaxation und Autogenes Training, Progressive Relaxation und FAE/ECE (Fokussiertes Aufmerksamkeitstraining, Emotional Conditioning-Training), Progressive Relaxation und Gesprächspsychotherapie/Psychoanalyse usw. war es vor allem der unzulängliche Zeitfaktor, der zu »fälschlich« auslegbaren Ergebnissen Anlaß geben mußte.
Es ist uns ein großes Anliegen, an dieser Stelle zu betonen, daß wir die Progressive Relaxation dann als ein sinnvolles Verfahren sehen, wenn der Therapeut es individuell einsetzt. Er sollte über ein möglichst breites Hintergrundwissen verfügen, das ihn befähigt, andere – für den Heilerfolg notwendige – Aspekte miteinzubeziehen.
So sollten es sich die vielen Forschungen weniger zum Erkenntnisgegenstand machen, welches Verfahren in welchem Zeitraum am schnellsten wirksam ist oder welches Verfahren ausschließlich für alles hilft, sondern die Fragestellung sollte vielmehr lauten: mit welchen Interventionen einem Individuum mit spezifischer Problemstellung bzw. Krankheit am besten geholfen werden kann! Daß dabei die Progressive Relaxation, ebenso wie das Autogene Training, ein guter Mediator zwischen Körper-Seele-Geist und ein Wegbereiter für

andere tiefenpsychologisch orientierte oder verhaltensverändernde Verfahren sein kann, ist inzwischen genügend beschrieben.

Auch wenn in der Literatur Kontraindikationen genannt werden, vertreten wir die Auffassung, daß es maßgeblich am Therapeuten liegt, wie er z. B. die Progressive Relaxation individuumsspezifisch einsetzt und sie entsprechend der vorliegenden Problemstellung sinnvoll verändert.

Für die bisherige Forschung war die Wirkweise der Progressiven Relaxation in folgenden Richtungen relevant:

1. für die Therapie:

z. B. bei Schlafstörungen, Angstzuständen (Phobien, Panikattacken, Angstneurose, Prüfungsangst), Streß, Herz-Kreislaufstörungen, Magen-Darmstörungen, Störungen der Atmungswege (Asthma bronchiale), Hauterkrankungen (Dermatosen), Kopfschmerzen (chronischer Kopfschmerz, Spannungskopfschmerz, Migräne), Sexualstörungen, Lernleistungsstörungen, funktionelle Schmerzsyndrome, Depressionen, Übergewicht, Medikamentenabusus;

2. für die Rehabilitation:

z. B. bei Herz-Kreislauferkrankungen, Lungenerkrankungen;

3. für die Leistungsförderung:

z. B. Lernleistung (Gedächtnis), Hochleistungssport;

4. für die allgemeine Entspannung und Erholung;

5. für die persönliche Entwicklung;

6. als Prophylaxe, innerhalb der allgemeinen Gesundheitsvorsorge;

7. für die vergleichende Forschung:

z. B. Methodenvergleich anderer Entspannungsverfahren (Progressive Relaxation, Autogenes Training, Meditation), Progressive Relaxation und Biofeedback, Progressive Relaxation und Gesprächspsychotherapie.

Aufgrund der Vielfalt der Anwendungsmöglichkeiten der Progressiven Relaxation kann hier nur auf eine beschränkte Zahl von Störungsbereichen eingegangen werden. Es soll jedoch auf das Deutsche Institut für medizinische Dokumentation und Information (DIMDI), Universität Trier, hingewiesen werden, das bei Eingabe der entsprechenden Stichworte die vorliegenden Veröffentlichungen vermittelt.
An einigen klinisch relevanten Themen, die sich mit Indikationsstellung und möglichen Wirkungsweisen der Progressiven Relaxation befassen, sollen folgende Bereiche erörtert werden:
1. Psychophysiologische Aspekte der Progressiven Relaxation
2. Ausgewählte Anwendungsgebiete in der Behandlung psychosomatischer Erkrankungen
3. Progressive Relaxation als Ausgangspunkt für persönlichkeitsfördernde, kreative Prozesse und Gesundheit
4. Progressive Relaxation im Sinne einer integrativen Therapie

1. Psychophysiologische Aspekte der Progressiven Relaxation

Schlafstörungen, Kopfschmerzen, Herzbeschwerden, Mattigkeit, Magen- und Darmbeschwerden sind die funktionellen Symptome, mit denen Patienten am häufigsten ihren Hausarzt aufsuchen (Hoffmann 1987). Dazu kommen schätzungsweise über 20% der Erwachsenen, die unter Hypertonie (Bluthochdruck) leiden.
Gemeinsam ist diesen Erkrankungen zunächst einmal, daß sie überwiegend medikamentös behandelt werden.
Gemeinsam ist ihnen aber auch, daß sie häufig mit Entspannungsverfahren gebessert werden könnten.

Die Wirkweise der Progressiven Relaxation bei der Behandlung psychosomatischer Erkrankungen wird verstehbar, betrachtet man die Entstehungsbedingungen dieser Störungen im Zusammenhang mit den physiologischen Wirkungen von Entspannungstechniken.
Es soll nun in der differenzierten Betrachtung neurotischer und streßbedingter Körpersymptomatik auf Zusammenhänge hingewiesen werden, die den therapeutischen Zugang mit Progressiver Relaxation verstehbar machen.

1.1 Funktionelle Syndrome – Streßkrankheiten

Bei jedem Affekt sind das Psychische und das Somatische untrennbar miteinander verbunden. Es ist kein Affekt ohne gleichzeitige körperliche Auswirkungen vorstellbar.
So ist die Angst verbunden mit Herzklopfen, Erblassen, Muskelzittern, gesteigerter Darm- und Blasentätigkeit; andere Affekte haben ebenfalls spezifische Verbindung zu körperlichen Reaktionen.
Es hängt jedoch von unserer Aufmerksamkeitslenkung ab, welche physischen oder psychischen Phänomene dabei wahrgenommen werden. So werden häufig nur körperliche Symptome wie Zittern oder Schwitzen bewußt, das eigentlich auslösende Gefühl der Angst oder weitere Auswirkungen wie Herzklopfen jedoch nicht.
In diese Koppelung von Körper und Emotion versucht nun die Progressive Relaxation einzugreifen.
Der Hauptaspekt bei Streß und den damit verbundenen funktionellen Syndromen ist, daß die Symptome als Korrelate zum bewußten Erleben anzusehen sind.
Es ist hier der die körperlichen Symptome auslösende Affekt bewußt wahrzunehmen, auch wenn er häufig von der vorhandenen Aufmerksamkeitslenkung nicht im eigentlichen Blickpunkt steht. Streß wird dabei als »die Summe der körperlichen Vorgänge, während der Mensch Stressoren erlebt«, definiert.
Streß ist also die Reaktion, der Stressor der Auslöser.

Bevor nun näher auf die Wirkung von Stressoren auf das körperliche Befinden eingegangen wird, ist eine nähere Betrachtung des Begriffes »Stressor« notwendig.

Die erste Unterscheidung der Stressoren ist zwischen äußeren und inneren Stressoren vorzunehmen. Während die äußeren Stressoren über die Sinnesorgane auf den Menschen einwirken, sind die inneren Stressoren ein Produkt des Neocortex und hier u. a. abhängig von Lernerfahrungen.

Daraus ist in der Wechselwirkung von inneren und äußeren Stressoren auch abzuleiten, daß dieselbe Situation interindividuell unterschiedlich belastend erlebt werden kann.

Von dieser übergreifenden Einteilung weitergehend, können nun nach Janke Stressoren in fünf Gruppen eingeteilt werden: (Schandry, 1981)

- Äußere Stressoren: Hier lassen sich Umweltreize wie z. B. Lärm, sensorische Deprivation oder Gefahrensituationen subsumieren;
- Behinderung bei der Befriedigung von primären Bedürfnissen wie Schlaf und Nahrungsaufnahme;
- Leistungsstressoren wie z. B. Überforderung durch Zeitdruck, Unterforderung durch monotone Arbeit, chronische Umweltüberforderung;
- Soziale Stressoren: Hierunter fallen lebensverändernde Ereignisse wie z. B. Todesfall eines Ehepartners, Verlust des Arbeitsplatzes, oder auch soziale Isolation und interpersonale Probleme;
- Konflikte, die bewußt ablaufen, wie z. B. Ungewißheit über Erfolg und Mißerfolg oder Entscheidungszwang.

Diese Stressoren führen zu einer Verschiebung der autonomen Balance, der die Vorstellung antagonistisch arbeitender Teilbereiche des vegetativen Nervensystems im sympathischen und parasympathischen System zugrunde liegt.

Bei der Streßreaktion ergibt sich nun eine Verschiebung aus der Homöostase, das heißt dem Gleichgewicht des autonomen Systems, hin zu einer sympathicotonen Dominanz.

Äußere und innere Stressoren wirken dabei in erster Linie auf das sympathicotone System.
Die Aktivität des Sympathicus führt dabei über die Ausschüttung von Adrenalin bzw. Noradrenalin zur glatten Muskulatur, das heißt auf Gefäße, Eingeweide, Ausscheidungsorgane, Haare, Pupillen.
Im folgenden nun die schematische Darstellung über die Auswirkung von äußerem Streß, der über die Sinnesorgane auf den Körper einwirkt, und innerem, psychosozialem Streß, dessen Intensität von Erfahrungen, angeborenen und erworbenen körperlichen und psychischen Faktoren abhängt und über den Neocortex einwirkt.

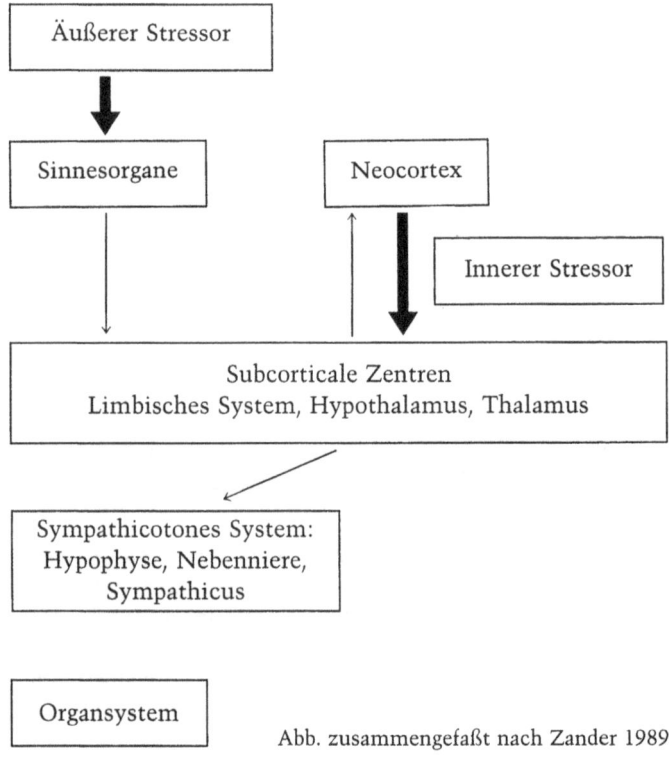

Abb. zusammengefaßt nach Zander 1989

Diese bei Streß im vegetativen Nervensystem bestehende sympathische Dominanz führt nun zu den sogenannten Streßkrankheiten und funktionellen Störungen, deren Ablauf Selye (1946) mit den drei Phasen des allgemeinen Adaptationssyndroms beschreibt:

1. *Alarmreaktion:*

In ihr findet ein allgemeines sympathisches Erregungsmuster mit erhöhter Adrenalin- und Noradrenalinausschüttung statt.

2. *Phase des Widerstands:*

Hier kommt es zu gesteigerter Kortikoidausschüttung aus der Nebennierenrinde, zusätzlich wird der Zuckerstoffwechsel erhöht, die Empfindlichkeit der Gefäßmuskulatur für Adrenalin und Noradrenalin wird gesteigert.
Die Sexualfunktionen werden gedämpft, der Menstruationszyklus gestört und die Schilddrüsenfunktion gehemmt.

3. *Erschöpfungsphase:*

Zusammenbruch der Funktion, die der Reproduktion, dem Wachstum und dem Widerstand gegen Infektionen dienen.

Zielsetzung der Progressiven Relaxation ist es nun, von der hier vorhandenen sympathicotonen Dominanz zur autonomen Balance zu gelangen.
Wie bei Streßkrankheiten Entspannungsverfahren indiziert sind, sind diese ebenso innerhalb der Behandlung neurotischer Körpersymptome relevant.

1.2 Neurotische Körpersymptomatik – Strainkrankheiten

Im Gegensatz zu Streßkrankheiten sind bei der neurotischen Körpersymptomatik die Krankheitssymptome als Korrelate

zum unbewußten Erleben zu betrachten. Mentzos (1988) beschreibt alle neurotischen Grundkonflikte als Variationen des zentralen Gegensatzes zwischen Geborgenheit und Abhängigkeit auf der einen sowie Autonomie und Selbstverwirklichung auf der anderen Seite.
So stehen die Bedürfnisse nach libidinöser Triebbefriedigung, Kontakt und Geborgenheit den Bedürfnissen nach Selbständigkeit, Selbstverwirklichung und Sicherung der eigenen Integrität, aber auch Expansivität und Selbstbehauptung gegenüber. (Hierin ist schon der erste Hinweis auf das in der Progressiven Relaxation geübte Gegensatzpaar Spannung–Entspannung vorhanden.)
In der Entwicklung der Persönlichkeit wird so der Ausgleich zwischen Nähe und Distanz, zwischen Abhängigkeit und Unabhängigkeit, kurz die Homöostase zwischen diesen beiden wichtigen Grundbedürfnissen zum Entwicklungsziel.
In der neurotischen Entwicklung befindet sich nun der unbewußte Ambivalenzkonflikt dieser Grundbedürfnisse im Mittelpunkt. Dabei steht der Angst vor Liebesverlust die Angst vor Selbst- und Integritätsverlust gegenüber. Der zentrale Gegensatz der beiden antagonistischen Grundbedürfnisse wird also nicht im homöostatischen Zustand gelöst, sondern in der unbewußten Hemmung eines der beiden Grundbedürfnisse. Diese beiden antagonistischen Bedürfnisse finden nun auch im physiologischen Bereich eine Abbildung.
Sie sind im vegetativen Nervensystem in den beiden antagonistisch arbeitenden Bereichen vom sympathischen und parasympathischen System verankert.
Dabei ist die Funktionsweise dieser beiden Systeme darauf ausgerichtet, eine Homöostase zu schaffen, die optimale Arbeitsbedingungen für den Organismus zur Verfügung stellt. Bei neurotischen Körpersymptomen sind nun über die unbewußte Hemmung eines Bereiches des vegetativen Nervensystems entweder die parasympathicotonen oder sympathicotonen Anteile unterdrückt. Geht man nun zu dem oben beschriebenen Grundkonflikt zurück, so sind bei der Angst vor Selbstwerdung und der damit verbundenen Angst vor Liebes-

verlust die aggressiven Impulse über die Hemmung der sympathicotonen Anteile verdrängt. Bei der Angst vor Selbst- und Integritätsverlust sind die parasympathicotonen Anteile gehemmt.
Zander nennt nun diese Vorgänge »Strain« und definiert den englischen Begriff aus der Statik, der ein Geschehen bezeichnet, bei welchem durch entgegengesetzte Kräfte ein äußerer Ruhezustand resultiert, während im Inneren starke Spannungen bestehen. »Strain ist die Summe der körperlichen Vorgänge, während der Mensch einen neurotischen Ambivalenzkonflikt erlebt. Strain kann in Strainkrankheiten münden.«
Hierunter fallen die psychosomatischen Erkrankungen im engeren Sinne, wie Colitis ulcerosa, Ulcus duodeni, Asthma bronchiale, Neurodermitis, essentielle Hypertonie und andere.
Im folgenden nun die schematische Darstellung der beiden Strainformen mit unterschiedlichen Verdrängungsmechanismen nach Zander.

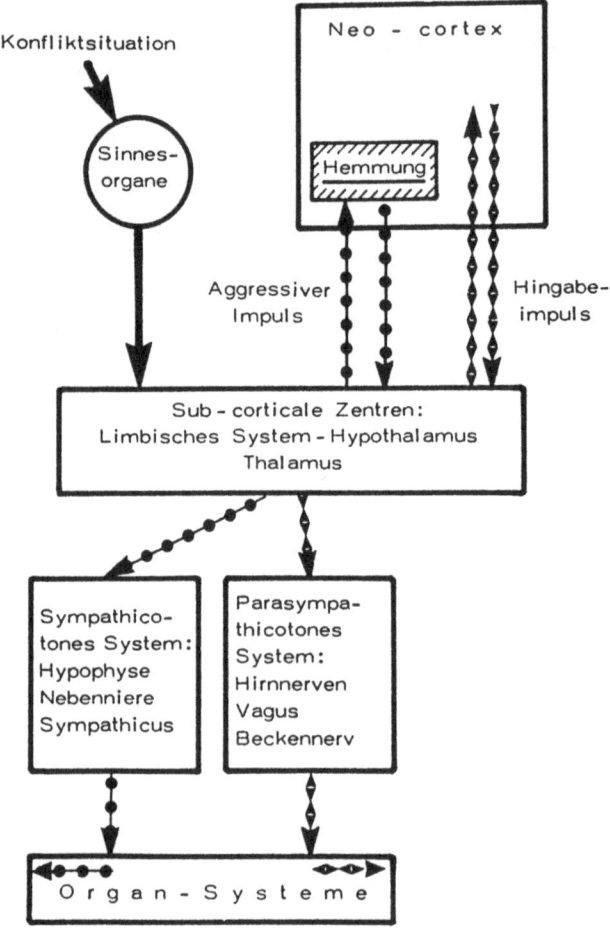

Abb. Strain (Verdrängung sympathikotoner Anteile)

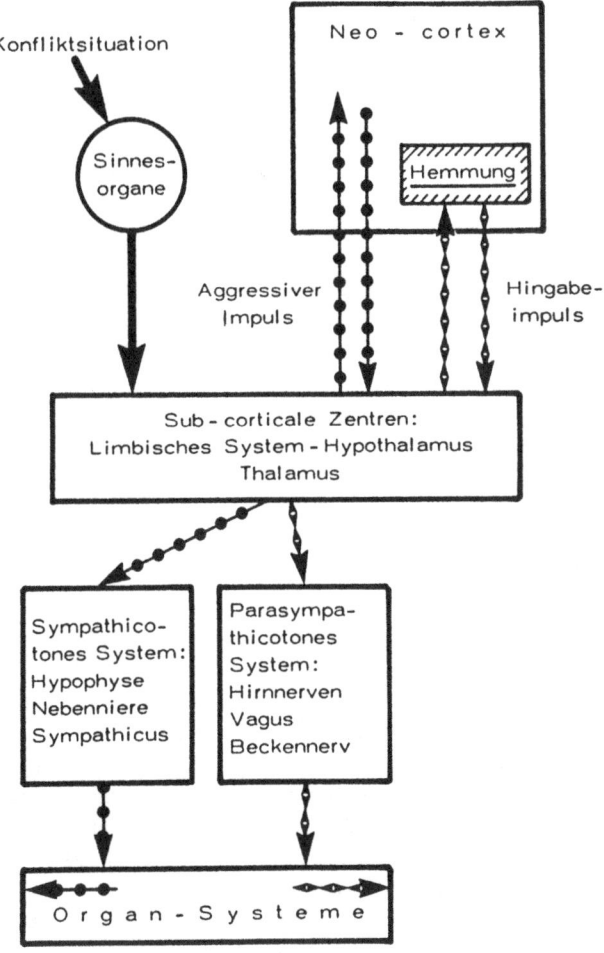

Abb. Strain (Verdrängung parasympathikotoner Anteile)

Tab.: Zander 1989

»Diese beiden Strainformen unterscheiden sich lediglich in bezug auf die unterschiedlichen Hemmungsvorgänge im kortikalen Bereich. Nur eine der beiden Strebungen wird jeweils bewußt (entsprechend des nicht lösbaren Ambivalenzkonflikts). Unabhängig von der Art dieser Hemmung kommt es in den Organsystemen zu gleichzeitigen antagonistischen Innervationen. Es ist leicht vorstellbar, daß solche Dysfunktionen dann bei längerer Dauer auf dem Boden topographischer Zusammenhänge schließlich auch zu morphologischen Veränderungen führen...« (Zander 1989).
Die Progressive Relaxation versucht im Zusammenwirken mit anderen psychotherapeutischen Verfahren die Wahrnehmung der antagonistisch wirkenden Funktionen zu schulen und dadurch einen für das Individuum notwendigen Gleichgewichtszustand der autonomen Anteile zu erreichen.

1.3 Psychophysiologische Auswirkung von Entspannung

Entspannung führt zu Veränderungen im physischen und psychischen Bereich.
Hier sollen zunächst die physiologischen Veränderungen im Prozeß der Entspannung beschrieben werden.
Ausgehend vom schon oben erwähnten Konzept der autonomen Balance, das den möglichst stabilen Zustand optimaler Arbeitsbedingungen für den Organismus als Homöostase beschreibt, ist in der Entspannung ein Gleichgewichtszustand des vegetativen Nervensystems anzustreben.
Bei Aktiviertheit, die bei Streß und Strainzuständen auftritt, können folgende häufig vorkommende physiologische Verläufe beobachtet und gemessen werden.

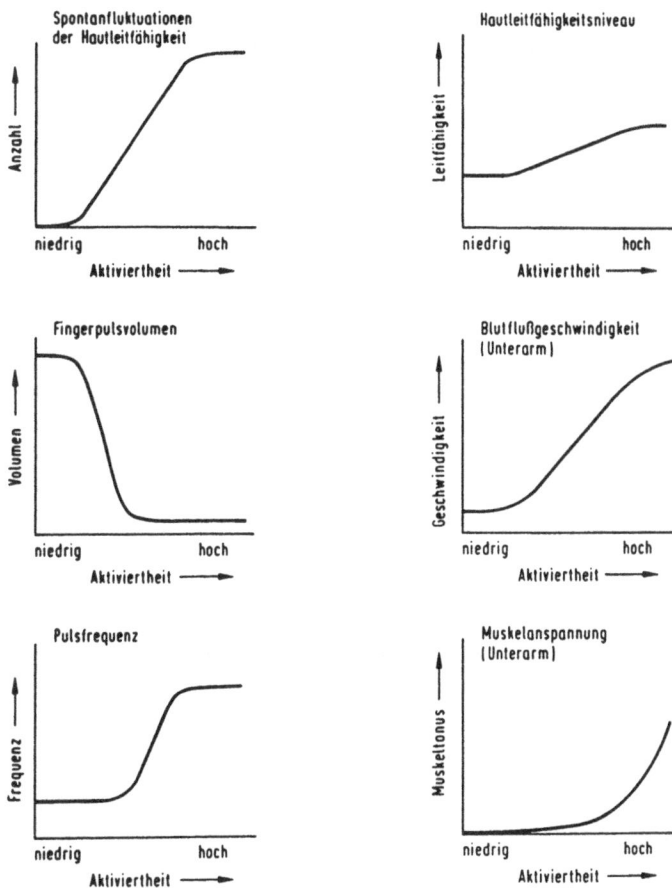

Abb. Kennlinien für verschiedene physiologische Maße. Die Kurven spiegeln häufig beobachtete Verlaufseigenschaften wider, beruhen jedoch nicht auf exakt gemessenen Zusammenhängen. (Nach Lader, 1975a)

Schandry, 1981

Bei Entspannungstechniken wie der Progressiven Relaxation wird die in der Aktivierung zur Vorbereitung auf eine Aktivität freigesetzte Energie in Richtung niedrige Aktiviertheit gelenkt. Dabei kommt es entsprechend der obigen Abbildung zu folgenden physiologischen Reaktionen in den verschiedenen funktionellen Bereichen des Körpers.

1. Herz-Kreislaufsystem

– Senkung der Herzfrequenz
 Beim Sinken der körperlichen Aktiviertheit und der damit verbundenen Abnahme des Energiebedarfs sinken Herzfrequenz und Herzleistung deutlich ab.

– Periphere Gefäßerweiterung
 Dabei erweitern sich die Gefäße in den Körperextremitäten und es kommt zu einer verstärkten Durchblutung.
 Spürbar ist dies während des Entspannungstrainings als Wärmegefühl an Händen, Unterarmen, Füßen, Unterschenkeln. Bei niedriger Aktiviertheit nimmt hier als Beispiel das Fingerpulsvolumen zu, während die Blutflußgeschwindigkeit abnimmt (siehe Abb.).

– Senkung des Blutdrucks

2. Skelettmuskulatur

Wichtigste Entspannungsreaktion bei der Progressiven Relaxation ist der Tonusverlust der Skelettmuskulatur. Meßbar ist bei niedriger Aktiviertheit ein niedriger Muskeltonus (siehe Abb.). Bei fortschreitender muskulärer Entspannung vermindert sich der Einstrom von Impulsen aus der Formatio reticularis – einer Hirnregion, über die das Aktivitätsniveau des Organismus gesteuert wird – in die einzelnen Muskelpartien. Dadurch wird über die Veränderung der Sensibilität der Muskelspindeln die Entspannung der Muskeln ausgelöst.

3. Atmungssystem

– Verlangsamung und Gleichmäßigkeit der Atmung
 Bei der Progressiven Relaxation verändert sich die Atemrhythmik charakteristisch: die Häufigkeit des Ein- und Ausatmens nimmt ab, die Pausen zwischen Aus- und Einatmen werden länger.
– Senkung des Gasaustausches
 Als indirektes Maß für die Senkung der Stoffwechselprozesse kann die eng mit der veränderten Atemtätigkeit verbundene Reduktion des Sauerstoffverbrauchs und der Kohlendioxidabhauchung dienen.

4. Hautsystem – Hautleitfähigkeit

Bei niedrigem Aktivationsniveau durch Entspannung sind auch deutliche Änderungen in der Anzahl der Spontanfluktuationen der Hautleitfähigkeit und im Hautleitfähigkeitsniveau meßbar (siehe Abb.).
Die Schwankungen des Hautwiderstands stehen im Zusammenhang zur neurovegetativen Erregungsbereitschaft, und so kann durch die Zunahme des Hautwiderstands bei der Entspannung durch Progressive Relaxation auch die neurovegetative Labilität vermindert werden.

5. Hirnstromaktivität

Aktivierung und Desaktivierung des zentralen Nervensystems kann relativ zuverlässig am Bild der Hirnstromaktivität sichtbar gemacht werden.
Im Elektroencephalogramm (EEG) werden bei unterschiedlicher Aktiviertheit unterschiedliche Kurven registriert. Von Bedeutung sind dabei vor allem das Alphaband im Frequenzbereich von 8–13 Hz^2 und das Betaband im Frequenzbereich von 14–30 Hz^2. In einem entspannten Wachzustand ist das EEG durch den höchsten Anteil an Alpha-Wellen gekennzeichnet. Die Beta-Wellen, die immer dann vorherrschen, wenn eine Person körperlich oder nerval aktiv ist oder unter Einwirkung

von Streß steht, verschwinden, das EEG ist nicht mehr desynchronisiert, sondern verändert sich in den regelmäßigen, synchronisierten Verlauf.

6. Autonome Reaktionen

Sympathicus und Parasympathicus haben im autonomen Nervensystem antagonistische Wirkungen, stehen so im »funktionellen Antagonismus« zueinander. Der Sympathicus bewirkt eine erhöhte momentane Leistungsfähigkeit des Organismus, während der Parasymphaticus eher dämpfenden Einfluß ausübt.

Ist eines dieser Systeme gehemmt bzw. dominant, kommt es in der körperlichen Balance auf Dauer zu einem Ungleichgewicht. Besonders häufig ist dabei die bei Streß auftretende sympathicotone Dominanz (s. o.).

Ziel der Progressiven Relaxation ist es, diesen Balancezustand wiederherzustellen.

Im folgenden nun eine Zusammenstellung der wichtigsten Wirkungen von Sympathicus und Parasympathicus (nach Zeier zit. nach Schandry), auf die während der Entspannung durch Progressive Relaxation eingewirkt wird.

Tabelle Zusammenstellung der wichtigsten Wirkungen von Sympathikus und Parasympathikus (nach *Zeier*, 1978)

Erfolgsorgan	Funktion des Sympathikus	Funktion des Parasympathikus
Auge	Pupillenerweiterung Kontraktion des Ziliarmuskels für Nahsicht	Pupillenverengung keine Verbindung
Tränendrüse	geringer oder kein Effekt	Sekretion
Speicheldrüsen	dicke, visköse Sekretion	reichliche, wäßrige Sekretion
Herz	Zunahme von Schlagfrequenz und Schlagstärke, Erweiterung der Koronargefäße (indirekt?), Verkürzung der Überleitungzeit	Schlagverlangsamung, Kontraktion der Koronargefäße (indirekt?), Verlängerung der Überleitungszeit
Lunge	Bronchiendilatation, Hemmung der Sekretion	Bronchienkonstriktion, Stimulation der Sekretion
Verdauungstrakt	Peristaltikhemmung Vasokonstriktion	Stimulation von Peristaltik und Sekretion
Leber- bzw. Gallenblase	Freisetzen von Glucose	Ausstoßen von Galle
Nebennieren-Mark	Sekretion von Adrenalin	keine Verbindung
Niere	Vasokonstriktion und Hemmung der Urinbildung	kein Effekt (?)
Blase	Harnverhaltung	Harnentleerung
Genitale	Ejakulation	Penis- und Klitoriserektion
Schweißdrüsen	Sekretion	keine Verbindung
Periphere Blutgefäße	Konstriktion	außer Dilatation im Genitalbereich keine Verbindung
Skelettmuskelgefäße	Konstriktion	Dilatation

Zusammenfassung:
Die durch die Progressive Relaxation induzierte Entspannung zielt auf den Zustand der autonomen Balance ab, in der die Dominanz von Sympathicus oder Parasympathicus, die bei

psychogenen und neurotischen Körpersymptomen eine bedeutsame Rolle spielt, von einem ausgeglichenen funktionellen Antagonismus abgelöst wird.
In diesem Zustand sind auch die psychischen Erlebnisbereiche wie Anspannung und Ruhe, Nähe und Distanz, Aggression und Hingabe nicht einseitig, sondern im Wechsel möglich.

2. Ausgewählte Anwendungsgebiete in der Behandlung psychosomatischer Erkrankungen und funktioneller Syndrome

2.1 Herz-Kreislauf-System

Essentielle Hypertonie gilt als die am häufigsten auftretende Herz-Kreislauferkrankung unserer Tage. Diagnostiziert wird diese Erkrankung dann, wenn über längere Zeit bei mehreren Blutdruckmessungen die Werte 160 mm Hg systolisch und 95 mm Hg diastolisch überschreiten.
Ausgeschlossen werden dabei nephrogene, endokrine und kardiovaskuläre Hypertonieformen.
Die besondere Gefährlichkeit dieser Erkrankung ergibt sich aus folgenden Faktoren:
Zum einen ist Bluthochdruck ein Risikofaktor für fast alle Erkrankungen im Herz-Kreislaufsystem, vom Herzinfarkt bis zum Hirnschlag. Zum anderen wird sie häufig nur zufällig entdeckt, da die Erkrankung über Jahre ohne besondere Symptombildung bestehen kann.
Folgende subjektive Beschwerden werden häufig von Hypertonikern angegeben (Hoffmann, 1987):
Kopfschmerz, verstärktes Herzklopfen, Belastungsdyspnoe, Ruhedyspnoe, Nasenbluten, Schwitzen, Frieren, leichte Erregbarkeit, Schlafstörungen, kalte Hände und Füße sowie unbestimmte Druck- und Schmerzgefühle in der Herzgegend.
Die gegenwärtige Forschung, die neben biologischen auch

soziologische und psychologische Faktoren miteinbezieht, hat das sogenannte »Typ-A-Verhalten« in den Mittelpunkt gestellt.
Personen mit diesem Verhaltensmuster erkranken je nach weiteren Risikofaktoren 2–2½mal so häufig an koronarer Herzerkrankung wie eine Vergleichspopulation.
Das Typ-A-Verhalten ist ein Komplex von Reaktionsweisen mit folgenden Merkmalen: Dominanz, ausgeprägtes Selbstvertrauen, latente Feindseligkeit, Ungeduld und Ehrgeiz bei zwanghaft impulsiver Leistungsorientiertheit und auffälliger Vernachlässigung der leib-seelischen Eigenbedürfnisse. Für die Typ-A-Persönlichkeit wurde eine vermehrte sympathicoadrenerge Stimulation nachgewiesen, die, wie oben beschrieben, über die Selyesche Streßreaktion bis zum Zusammenbruch des Immunsystems führen kann.
Als eindeutig entschieden kann aufgrund dieser Forschungsergebnisse die Frage gelten, ob psychosoziale Risikofaktoren bei der Entstehung koronarer Herzerkrankungen und der Hypertonie eine Rolle spielen (Hahn/Kämmerer 1985).
Aus den Vorüberlegungen zur psychophysiologischen Wirkweise der Progressiven Relaxation ergibt sich nun die Hypothese, daß bei den Herz-Kreislauferkrankungen Entspannungstechniken deutlich wirksam sein müßten.
Eine Vielzahl von Untersuchungen bestätigt dies eindrucksvoll.
Hier nun einige exemplarische Ergebnisse:
In einer Rehabilitationsklinik (Brenner 1989) wurden Patienten, die in der Klinik bei mehreren Messungen einen krankhaft erhöhten Blutdruck hatten, mit folgenden Maßnahmen behandelt:

1. Medikamenteneinnahme Modenol
2. Betablocker Visken
3. Keine gezielte blutdruckbeeinflussende Therapie (Kuranwendungen)
4. Gezielt entspannende Therapie.

Die Blutdruckmessungen wurden dabei im Laufe der Untersuchung in Ruhesituation und unter emotionaler Belastung durchgeführt.
Das Ergebnis zeigte, daß durch gezieltes Entspannungstraining mit Progressiver Relaxation die gleichen therapeutischen Erfolge erzielt werden wie mit medikamentöser Therapie. Leicht überlegen zeigte sich die Progressive Relaxation dabei in emotionalen Belastungssituationen.
Wichtig ist noch, daß der therapeutische Effekt über ein Jahr hin relativ konstant blieb.

	Modenol	Betablocker Visken	Prog. Relax.
Blutdrucknormalisierung in Ruhesituationen	53%	62%	58%
Blutdrucknormalisierung in emotionaler Belastung	33%	37%	41%

Prozentsätze der Normalisierung von Blutdruckwerten, die drei Wochen vorher pathologisch erhöht waren (Brenner 1989).

Bei der Frage, welche Maßnahmen auf Dauer die wirksamsten sind, schneiden die allgemeinen Kuranwendungen wegen der nur geringen Dauerwirkung am schlechtesten ab.
Die Medikamenteneinnahme erscheint wegen der ständigen chemischen Belastung für den Körper problematisch.
Diese Überlegungen führen zu dem Schluß, dem Entspannungsverfahren den Vorzug zu geben.
Ein weiteres wichtiges Anwendungsgebiet der Progressiven Relaxation ergibt sich in der Wirkung von Entspannungsverfahren während der Rehabilitation von Herzinfarktpatienten.
In ausgewählten Studien zeigte sich, daß bei Patienten einer Rehabilitationsklinik, die neben dem üblichen Programm der Klinik an einem Entspannungstraining teilnahmen, signifikante Unterschiede gegenüber den anderen Patienten in medizinischen und psychologischen Indikatoren des Rehabilitationserfolges bestehen.

Im medizinischen Bereich wurden dabei bessere Ergebnisse in der ergometrischen Leistung, in der Arhythmie-Veränderung sowie in den ärztlichen Status- und Verlaufsdiagnosen erzielt.
Im psychologischen Bereich traten signifikante Unterschiede im subjektiven Wohlbefinden, Abnahme der Hoffnungslosigkeit und in der Klinik-Umweltwahrnehmung zutage (Krampen/Ohm 1984).
Untermauert werden diese Ergebnisse durch zwei weitere Studien, in denen untersucht wird, welche psychologischen Effekte eine Kombination aus Entspannungstraining und Ergometertraining hat.
In diesen Studien zeigte sich eindeutig, daß Entspannungstraining in zweifacher Hinsicht für Rehabilitationsprogramme von Bedeutung ist:

1. als ein therapeutisches Verfahren, das die Rehabilitation positiv beeinflußt,
und
2. als bereits nach wenigen Sitzungen verfügbares Screeningverfahren zur Auswahl von Patienten, bei denen das Rehabilitationsprogramm abgekürzt oder ausgeweitet werden sollte.

Die Entspannungstechnik erweist sich hierbei als guter Indikator für das allgemeine Rehabilitationspotential (van Dixhoorn 1985).
Zusammenfassend zeigt sich die Wirksamkeit von Entspannungsverfahren bei Erkrankungen des Herz-Kreislaufsystems, wie sie auch schon Edmund Jacobson in seinen frühen Forschungen dargestellt hat.

2.2 Atmungssystem – Asthma bronchiale

Nach dem heutigen Wissensstand muß man bei Asthma bronchiale von einer multifaktoriellen Genese ausgehen (infektiös-entzündliche Veränderungen, allergische Reaktionen, un-

spezifische Reizungen, Veränderung des Bronchialmuskeltonus durch emotionale Einflüsse, Temperatur- und Feuchtigkeitsschwankungen der Atemluft, körperliche Anstrengung), wobei H. Kuhn (in Zander, 1989, S. 155 ff.), der wechselseitigen Beziehung zwischen angeborenen oder erworbenen somatischen Faktoren oder angeborenen oder erworbenen psychischen Faktoren große Bedeutung beimißt.
Diese beeinflussen sich unterschiedlich stark, hemmend oder verstärkend, wobei nur dann asthmatische Prozesse initiiert werden, wenn bereits eine sogenannte bronchiale Hyperreaktivität vorliegt. Emotionale Stimuli, im Sinne von gehäuft auftretenden, belastenden Lebensereignissen, unter dem hohen Einfluß subjektiver Bedeutungszuschreibung, gehen dem Krankheitsbeginn immer voraus.
Aus psychoanalytischer Sicht sind die auslösenden Konfliktsituationen interpretierbar als »Versuchungs- und Versagungssituationen«, die auf frühe traumatisierende Kindheitserfahrungen zurückgehen.
In der Entwicklung einer Persönlichkeit sieht S. Mentzos (1984) das Erreichen einer Homöostase von antagonistischen Bedürfnissen, wie z. B. Bedürfnis nach Bindung und gleichzeitig Bedürfnis nach Autonomie, als notwendig an. Gelingt nun diese Homöostase nicht, bleibt ein unbewußter Ambivalenzkonflikt mit neurotischer Vorprägung bestehen. Dadurch werden, wie es W. Zander mittels seines Strainkonzepts belegt hat, physiologische Veränderungen von antagonistisch nerval-humoral-hormonalen Funktionsabläufen ausgelöst, die gerade mit einer mehrdimensional angesetzten Progressiven Relaxationsbehandlung zu beeinflussen sein müßten.
Bei Asthma bronchiale kommt es maßgeblich zu einer parasympathicotonen Verschiebung, der F. Alexander (in Zander, 1989) eine Blockade von »Behütet- und Umsorgt-werden« unterstellt. Sowohl eine frühe Störung der Mutter-Kind-Beziehung, in der sich die Mutter als überprotektiv, überängstlich und unsicher darstellt, mit einer perfektionistischen Haltung das Kind überfordert und mehr oder weniger offene Feindseligkeit (vor allem zwischen Mädchen und Mutter) zeigt, als auch eine

spezifische Vater-Kind-Beziehung ist bei Asthmatikern nachgewiesen.
Der Vater stellt sich als schwach oder oft fehlend dar und unterwirft sich in »passiv-masochistischer Weise der dominierenden und omnipotenten Mutter« (H. Kuhn, in W. Zander, 1989, S. 165). Er wendet sich im geheimen dem Kind zu. Der Vater, den das Kind zum hoffnungsvollen Verbündeten macht und der es gegen die Mutter verteidigen soll, wird dieser Forderung nicht gerecht. Daraufhin gerät das Kind in eine hoffnungslose Enttäuschungswut. Gerade diese Enttäuschungswut ist zentral für den unbewußten Ambivalenzkonflikt, der geprägt ist von Angst vor völliger Zerstörung und einer grenzenlosen, ohnmächtigen Traurigkeit.
H. Kuhn (in Zander, 1989, S. 166) stellt den Ambivalenzkonflikt, der durch eine gegenwärtige Situation wieder ausgelöst wird, in folgendem Schema dar:

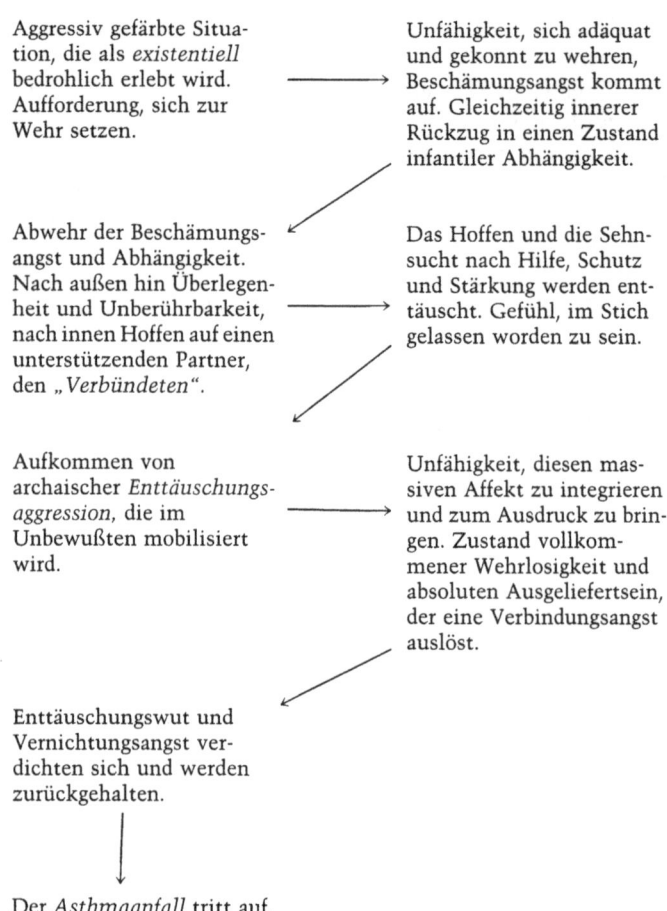

Der *Asthmaanfall* tritt auf.

Sehr deutlich werden dabei die auf einzelnen Ebenen stattfindenden, sich widersprechenden und gegeneinanderlaufenden Affekte, aktive und passive Verhaltensweisen, progressive und regressive Tendenzen, die jedoch einer neurotischen Wahrnehmungsverzerrung aufgrund prägender Kindheitserfahrungen unterliegen. Die Situation, die *vor* einem Asthmaanfall liegt, wird von dem Individuum als äußerst lebensbedrohlich erlebt, mit dem Gefühl totalen Abgelehntseins und dem sehnlichsten Wunsch nach uneingeschränkter Zuneigung. Nachdem dies jedoch nicht in Erfüllung geht, entstehen Frustration und Aggression, die wiederum verdrängt werden müssen. Diese Hemmung der lautlichen Äußerung wird mit der frühen Erfahrung des Kindes mit seinem Vater in Beziehung gebracht, da das Kind »in vorsprachlicher Zeit . . . in seiner Lautgebung weder ausreichend wahrgenommen noch darin hinreichend bestätigt oder bewundert« wurde, »so daß ihm die narzißtische Freude und das Erleben der Allmacht der eigenen Laute versagt blieben, es also zu einer Hemmung der expansiven Anteile seiner intentionalen und/oder frühen oralen Strebungen kommen mußte« (H. Kuhn, in Zander, 1989, S. 168). Aufgrund dieser Expansions- und Expressionsreduzierung geraten die Asthmakranken in einen Zustand »eiskalter grabestotähnlicher Erstarrung« (ebd.), die als Ausdruck einer »extremen Anspannung gegeneinander gerichteter seelischer Kräfte« zu interpretieren ist.

W. Zander et al. (1989) konnte spezifische leibseelische Antworten neben diesem Ambivalenzkonflikt nachweisen.

1. Beim Ansprechen des individuell bedeutsamen neurotischen Konflikts stieg der Atemwiderstand bei Asthmapatienten hochsignifikant (1%-Niveau) an.

2. Der angesprochene Konflikt hatte *nur* auf das Bronchialsystem eine systematische Wirkung.

3. Der mit dem neurotischen Ambivalenzkonflikt ausgelöste Strain äußerte sich in einer bronchialen Tonuserhöhung, wofür der Atemwiderstand als direktes Maß zu gelten hat.

Die bronchiale Tonuserhöhung ist somit Ausdruck einer Vernetzung psychoneurophysiologischer Prozesse zentraler und peripherer Organsysteme, wobei es zu einer »partiellen Hemmung« (Zander) zwischen Limbischem System und Neocortex kommt, da sympathische Anteile einer Verdrängung unterliegen, d. h. daß der ungelöste Ambivalenzkonflikt [weil ich keine Zuwendung bekomme, ärgere ich mich, darf aber den Ärger und die Wut nicht zeigen] das Individuum physiologisch in ein Ungleichgewicht von Sympathicus und Parasympathicus bringt.

Mit der Beantwortung der Frage, wie nun die Progressive Relaxation als eine Tiefenmuskelentspannung in diesem Prozeß sinnvoll eingreifen kann, wird es verständlich, wieso dem psychodynamischen Aspekt des Asthma bronchiale vorab mehr Raum gegeben wurde.

1. Mittels der Progressiven Relaxation wird eine bewußte Hinführung auf eine *selbstbestimmte Spannung*, damit eine Erhöhung des Sympathicus, und eine *selbstbestimmte Entspannung*, damit eine Reduzierung der sympathischen Anteile, erreicht. Durch die neuromuskulären Prozesse werden im Laufe der Zeit alle psychischen Phänomene mit beeinflußt. So stellen P. M. Lehrer et al. (1986) bei Asthmakranken die kognitive Verarbeitung der emotionalen Auslöser in den Vordergrund der Behandlung. Das Bewußtsein über den zugrundeliegenden Ambivalenzkonflikt wird erhöht und damit einer Veränderung zugänglich. Das Umgehen mit den gleichwertigen, jedoch antagonistisch arbeitenden Anteilen des autonomen Nervensystems, d. h. Spannung und Entspannung, wird flexibler, und damit wird eine Öffnung geschaffen für verschiedene andere Ausdrucksmodi.

2. Mag ein Teil des Ambivalenzkonfliktes die nicht erfüllte Sehnsucht nach dem »Verbündeten« sein, dann vermittelt die Progressive Relaxation durch ihre Selbstbestimmung mehr Unabhängigkeit vom anderen und damit eine Reduzierung der für Asthma typischen Hilflosigkeit.

3. Lehrer et al. (1986) betonen mit Recht, daß nach dem jetzigen medizinischen Forschungsstand viel mehr berücksichtigt werden müßte, ob es sich um »small-airway-diseases« oder »large-airway-diseases« handelt. Von großer Bedeutung ist dies deswegen, da sympathische und parasympathische Prozesse in den Bronchien unterschiedliche bronchodilatatorische (Erwei-

terung der Bronchien) oder bronchokonstriktorische (Verengung der Bronchien) Auswirkung haben. Wenn auch ein kurzfristiges Helfen mittels der Progressiven Relaxation sicherlich stark vom Individuum und vom Therapeuten abhängt, so kann die Progressive Relaxation langfristig jedoch das Ungleichgewicht zwischen Sympathicus und Parasympathicus harmonisieren. Gleichzeitig muß dem Ausatemvorgang während der Progressiven Relaxation besondere Bedeutung geschenkt werden, wenn »small-airway-diseases« vorliegen. Mittels der Wahrnehmungsförderung müßte der Klient angehalten werden, eine gewisse Spannung aufrechtzuerhalten.

4. Ebenso muß der humoralen Beeinflussung der beiden Subsysteme des Sympathicus-Anteils Bedeutung beigemessen werden, da die α-, β- und β_2-Rezeptoren unterschiedliche Wirkungen auf den Tonus der Bronchialwände und auf die Schleimproduktion haben. Es muß noch eindeutiger erforscht werden, inwieweit dabei auch die »Rebound-Phänomene« nach E. Gellhorn (1970) eine Bedeutung haben. Gellhorn folgert aus seinen Untersuchungen, daß bei einem Individuum, welches sich emotional nicht adäquat äußern kann, der Rebound-Effekt nicht eintritt, so daß die Muskelspannung bestehen bleibt, eine erhöhte Erregbarkeit anhält und »on repetition may lead to neurosis« (E. Gellhorn, 1970).
Gerade durch mehrdimensional eingesetzte Progressive Relaxation, regelmäßiges Üben und eine vertrauensvolle Beziehung zwischen Klient und Therapeut kann ein Gleichgewichtszustand, der die erhöhte Erregbarkeit reduziert, erreicht werden.

5. Es müßte der Frage genauer nachgegangen werden, inwieweit eine Entspannung der gesamten Atemhilfsmuskulatur eine Harmonisierung der »tieferliegenden« Atemsysteme herbeiführen kann, wenn über die Progressive Relaxation eine »Beruhigung der Skelettmuskulatur« erreicht wird.

6. In der bisherigen Forschung wurde der Unterscheidung der beiden Angstformen, Signalangst und Angst als überdauerndes

Persönlichkeitsmerkmal, zu wenig Aufmerksamkeit geschenkt. Entsprechend muß der Einsatz der Progressiven Relaxation individuums- und störungsspezifisch gehandhabt werden (systematische Desensibilisierung, kognitive Umstrukturierung, tiefenpsychologisch orientierte Behandlung).

7. Die Funktion des Atmens steht bei Asthma bronchiale im Vordergrund. Gerade die Progressive Relaxation kann aufgrund der bewußten Hinführung zur Introspektion (körperliche, seelische und geistige Aspekte) dem Individuum das Durcharbeiten der Gefühle ermöglichen, die mit den pathologisch ablaufenden Atemprozessen zusammenhängen.

8. Bei Asthma bronchiale ist das Phänomen der »Überblähung« fast immer gegeben, was sich äußerlich als Hochatmung zeigt. Vor der physiologischen Überblähung der Alveolen kann eine »psychische Überblähung« angenommen werden, so daß sich die weitere Forschung über die Wirkungsweise der Progressiven Relaxation an folgendem Vorstellungsmodell orientieren könnte, welches davon ausgeht, daß die physiologischen Prozesse am Tag und in der Nacht unterschiedlich ablaufen.

Wenn tagsüber Ärger und Wut auftreten und dadurch eine Erhöhung des sympathischen Anteils (und humoraler Faktoren) mit gleichzeitiger Erhöhung der Sekretbildung und *extremer Bronchiolenerweiterung* entsteht, dann kommt es gleichzeitig zu einer Erhöhung des parasympathischen Anteils, da Ärger und Wut niedergedrückt werden müssen. Nachts jedoch fällt durch die »Entspannung« zuerst die Sympathicusaktiviertheit ab, die Überblähung fällt weg, und damit kommt es zu einer Störung mittels des Sekrets. Gleichzeitig wird der parasympathische Anteil mittels unbewußt ablaufender Prozesse, wie Regression, Wunsch nach Geborgenheit etc., erhöht. Die Folge ist eine Bronchokonstriktion.

Die Progressive Relaxation könnte bei diesen vielseitigen Wechselwirkungen der einzelnen Faktoren sehr sinnvoll eingesetzt werden:

1. Zur Wahrnehmungssteigerung (physisch, psychisch, mental)
2. für eine regelmäßige physiologische Ausbalancierung (die Progressive Relaxation verhilft dazu, bereits tagsüber eine Überreaktion der beiden autonomen Anteile zu harmonisieren; sie kann jedoch auch nachts eingesetzt werden)
3. Angstbewältigung mit Abbau von Angsterwartungen
4. Aufmerksamkeitshinlenkung auf »Spannen – Loslassen« im Alltag.

Es ist unabdingbar notwendig, diese genannten Punkte *nicht* unter dem Aspekt einer »kurzfristigen Behandlung« zu sehen.

2.3 Hautsystem – Dermatosen

Aufgrund vielfacher wissenschaftlicher Belege ist die multikausale Sichtweise der psychosozialen Entstehungsbedingungen von psychosomatischen Dermatosen nicht mehr wegzudiskutieren. Bräutigam und Christian (1981) nennen folgende typische psychosomatische Hautkrankheiten: endogenes Ekzem oder atopische Dermatitis, Psoriasis, Urticaria, Akne, Alopecie.

Neben den drei wichtigen körperlichen Funktionen der Haut (Steigleder, in Schubert, 1989),

1. Schutz- und Abwehrfunktion,
2. Anpassungs- und Vermittlungsfunktion,
3. Stoffwechselfunktion,

stellt diese »die wichtigste Kontaktfläche in der Beziehung zum Du« (Bosse/Gieler, 1987) dar.

Gerade an unseren verbal ausgedrückten Gefühlen, wie »das ist ja zum aus der Haut fahren«, oder »da stehen einem ja die Haare zu Berge«, können wir die Nähe zwischen Seele und körperlichen Reaktionen sehr gut erkennen.

Momentane Emotionen wie Wut, Verzweiflung, Angst lösen eine sympathicotone Verschiebung aus, mit relativ kurzfristi-

gen physiologischen Veränderungen wie z. B. Schwitzen, Erröten, Veränderung des Hautwiderstandes.
Den psychosomatischen Hauterkrankungen liegen längerandauernde oder irreversible pathophysiologische und morphologische Veränderungen zugrunde (Münzel, 1988, S. 171).
H.-J. Schubert (1989) betont die wechselseitige Beeinflussung von Haut und Psyche, was bedeutet, daß sowohl psychische Faktoren bei der Genese, bei der Aufrechterhaltung und bei einem Wiederaufbrechen einer Hauterkrankung mitbestimmend sind als auch »chronische Hauterkrankungen mit entstellendem Effekt« zu psychischen Störungen führen können.
Sicherlich ist es von Notwendigkeit, bei den einzelnen Störungen individuumsspezifisch zwischen somatischen und psychischen Anteilen zu differenzieren.
Unterschiedliche psychodynamische Aspekte werden bei den Dermatosen genannt.
M. Schur (in Bräutigam/Christian, 1981) weist den Neurodermitikern eine »frühe, narzißtische Kränkung« bzw. eine »allergische Objektbeziehung« zu. Hoffmann und Hochapfel (1987) sehen im wesentlichen »die fehlende mütterliche Zuwendung im Kindesalter«, und für F. Alexander (in Hoffmann/Hochapfel, 1987) liegt den Dermatosen »ein Konflikt zwischen Exhibitionismus, Schuld und Masochismus« zugrunde, wobei die Patienten in der Sehnsucht nach mehr Zuwendung ihren Körper in den Focus der Aufmerksamkeit stellen (der jedoch dann oft zum Ort der Plage wird!).
I. Eichert (in Bosse/Gieler, 1987) bezieht sich auf die psychologischen Entwicklungstheorien von M. S. Mahler und R. Spitz und schreibt den einzelnen Dermatosen Störungen innerhalb der symbiotischen Phase, der Ablösungs- und Trennungsphase bis hin zur Individuationsphase zu.
Der psychische Anteil der Allergien liegt »in der Entwurzelung des einzelnen« (I. Eichert), in Gefühlen der Unsicherheit, Isolierung, Bedrohung, Schutzlosigkeit und in individuellem Überfordert- und Überreiztsein, wobei das multifaktorelle Bedingungsgefüge berücksichtigt werden muß.

Unterschiedliche Grundemotionen wie Angst, Enttäuschung und Wut werden oft den Hauterkrankungen wie Urticaria, Psoriasis und Alopecie zugeschrieben.
Juckreiz und Kratzen sind zwei Phänomene, die innerhalb der psychosomatischen Hauterkrankungen eine besondere Bedeutung haben. Es ist bis heute noch unklar, welche physiologischen Prozesse beim Zustandekommen des Juckreizes ablaufen. Man nimmt an, daß es sich um eine Aktivierung eines Netzwerkes freier Nervenendigungen handelt, die sich im Übergangsbereich von Epidermis zu Dermis befinden (Schubert, 1989). Das Kratzen wird als motorische Reaktion auf den Juckreiz hin interpretiert, mittels spinaler Reflexe.
Die Forschungsergebnisse, daß vor allem Streß und emotionale Belastungen

- zu einer Ausschüttung vasoaktiver Mediatorsubstanzen
- zu lokaler Dilatation von Arteriolen und Venolen
- zur Erhöhung der Kapillarpermeabilität
- zum Anstieg der Hauttemperatur aufgrund der Mehrdurchblutung

führen und im Gefolge Juckreiz verstärkt auszulösen vermögen, sind gerade für die Behandlung von psychosomatischen Hauterkrankungen mittels Entspannungsverfahren besonders relevant.
Bedauerlicherweise liegen innerhalb der Progressiven Relaxationsforschung nur spärliche Veröffentlichungen vor, obwohl gerade die Progressive Relaxation aufgrund ihrer nachgewiesenen physiologischen Wirkungsweise und ebenso ihrer positiven Beeinflussung der emotionalen und kognitiven Ebenen gute Dienste zu leisten vermag. Zu signifikanten Verbesserungen bis zu völligem Abheilen kam es bei Entspannungsverfahren, die mit Imaginationsübungen gearbeitet haben. Dazu an späterer Stelle mehr (S. 192 ff.).
Gray und Lawlis (1982) setzten bei einer 26jährigen Patientin, die seit sechs Jahren an einem nicht näher spezifizierten Ekzem litt, eine mehrdimensionale Behandlung an: Information über Ätiologie, über mögliche verursachende Entstehungsbedingun-

gen, Beratung über Umgang mit Streß, Arbeitsplatzüberforderung u. ä., Biofeedback und Entspannungstraining.
Auch wenn nur zehn Sitzungen durchgeführt wurden, zeigte sich zwar ein Erfolg, jedoch mit fehlender Signifikanz. Nach einem Jahr bezeichnete die Patientin ihre Hautprobleme als gering und konnte eine Wechselwirkung zwischen Streß und Symptom feststellen. Es wurde nicht erwähnt, ob die Patientin auch nach der zehnmaligen Behandlung das Entspannungstraining weitergeführt hatte.
Das ist wahrscheinlich, denn

1. kann nicht erwartet werden, daß sich jahrelang bestehende pathophysiologische Prozesse nach zehn Sitzungen so verändern lassen, daß man eine signifikante Verbesserung erwarten kann (auch wenn diese eintreten könnte!)

2. oft werden die Folgen von einem kontinuierlich ausgeführten Entspannungstraining, wie bei der Progressiven Relaxation, erst nach längerer Durchführungszeit spürbar und sichtbar.

J. Wolpe (1976) behandelte ein seit fünf Jahren bestehendes chronisch-rezidivierendes atopisches Ekzem mittels Hypnose und Systematischer Desensibilisierung, in die die Progressive Relaxation als Kurzverfahren integriert ist, sehr erfolgreich. Die bestehende hohe soziale Ängstlichkeit konnte verringert werden und die Haut normalisierte sich nach 28 Sitzungen. Bei einer Nachuntersuchung nach neun Monaten zeigten sich die Erfolge weiterhin stabil.
Diese Studie von Wolpe zeigte die hohe Relevanz zwischen erfolgreicher Behandlung und Behandlungszeit.
H.-J. Schubert weist nachdrücklich daraufhin, daß – auch wenn die bisherigen Untersuchungen methodisch nicht anspruchsvoll waren – gerade die Erfolge von Entspannungsverfahren (Progressive Relaxation, Autogenes Training, Hypnose, Meditation) in der Behandlung von Dermatitis- und Ekzemerkrankungen große Bedeutung haben.

Folgende Verbesserungen können durch Entspannungsverfahren erreicht werden:

- Reduzierung von Juckreiz
- Widerstand gegen Kratzimpuls
- Besserung des Hautzustandes

Je nach der individuellen Korrelation zwischen Verschlechterung des Hautzustandes und psychosozialen Faktoren ist es notwendig, wie vorher schon erwähnt, Entspannungsverfahren mit anderen psychologischen bzw. tiefenpsychologischen Verfahren zu ergänzen, um dem multifaktoriellen Bedingungsgefüge gerecht zu werden.

Die weitere Forschung müßte auf längerfristige Untersuchungen und Behandlungszeiten angelegt sein, um den Erfolgsmöglichkeiten Rechnung tragen zu können, die E. Jacobson mittels der Progressiven Relaxation aufgezeigt hat, so daß sich mehr oder weniger schnell die aus dem Gleichgewicht gekommene Sympathicus-Parasympathicus-Homöostase wieder einstellen kann.

2.4 Verdauungssystem – funktionelle Bauchbeschwerden

Mit dem Symptomenkomplex der funktionellen Bauchbeschwerden soll die Relevanz innerhalb der funktionellen Syndrome dargestellt werden.

40 bis 50% aller Patienten leiden an den verschiedensten funktionellen Beschwerden, 32% aller Medikamente werden dafür verschrieben, 40 bis 60% aller Patienten mit Beschwerden im gastrointestinalen Bereich leiden an funktionellen Bauchbeschwerden, und 90% der Magen-Darmstörungen bei Kindern sind funktionell bedingt (Hochapfel, 1987; Uexküll, 1986).

W. Zander (1989) beschreibt die funktionellen Syndrome als multikausal bedingt, als Korrelate zu bewußtem oder unbewußtem Erleben, die in ihren Zusammenhängen mehr oder weniger gut einsehbar sind.

Nach unserem heutigen Wissensstand handelt es sich bei den funktionellen Bauchbeschwerden um eine gestörte Verarbei-

tung oraler Konflikte, »die in einem Teil der Fälle mit einer biologisch definierbaren Empfindlichkeit des Gastrointestinaltraktes verbunden sind«, wobei es »erst dann zu Beschwerden . . .« kommt, »wenn die psychischen Belastungen das alte Konfliktpotential in einer spezifischen Weise reaktivieren«.
Die psychodynamischen Aspekte der funktionellen Bauchbeschwerden sind nach F. Alexander (1951) zum einen, der Wunsch gefüttert zu werden, zum anderen die Abwehr gegen diesen Wunsch.
Es handelt sich um die Problematik von Bekommen und Geben und von ungeäußerten Affekten wie Ärger, Wut und Angst. Belastende Umweltereignisse können die Beschwerden auslösen. Dabei unterscheiden sich die psycho-physiologischen Prozesse der funktionellen Oberbauch- von den Unterbauchbeschwerden.
Der obere gastrointestinale Trakt zeigt bei Konflikthaftigkeit, Hypermotilität und Hyperazidität des Magens blasse Magenmukosa, die einem zweiten Prozeß gegenüberstehen, der einer Nahrungsverweigerung mit Reduzierung der Motilität und Azidität des Magens ähnelt (Uexküll, 1986, Studie von Wolf und Wolff).
Der untere gastrointestinale Trakt zeigte bei ». . . feelings of hostility and aggression . . . motor overactivity of the colon« (Chaudary/Truelove, 1962, S. 320) mit auffälliger reduzierter Gesamtmotilität. Des weiteren lösen Gefühle von Hoffnungslosigkeit und Hilflosigkeit gepaart mit Gefühlen des Ungenügens und Selbstvorwurfs eine Verminderung (bis hin zum Aussetzen) der Kolonmotilität aus.
N. H. Chaudary und S. C. Truelove konnten bei dem Colon irritabile spezifische Veränderungen feststellen. Befanden sich die Patienten in einem aktuellen Konflikt, so konnten in 40% der Fälle die vorhergenannten Kolonaktivitätsveränderungen festgestellt werden.
Wichtig in bezug auf die Progressive Relaxation ist es, daß dabei unterschiedliche Verschiebungen im autonomen Nervensystem vor sich gehen.

Nur langsam können sich nach einer Zeit (zwischen 1950 und 1980), in der die Medikotherapie – leider meist erfolglos – im Vordergrund stand, Behandlungsverfahren durchsetzen, die sich durch ihren multidimensionalen Ansatz auszeichnen. Neben zahlreichen anderen Studien (Harrell/Beiman, 1978; Mitchell, 1978; Bergeron, 1984; Neff, 1987) ist die Fallstudie von F. Teegen (et al. 1986) prototypisch für die Gestaltung eines ganzheitlichen Behandlungskonzeptes. Die Ziele der Studie, durchgeführt an einer Gruppe von 12 Männern und 12 Frauen mit zum Teil seit 10 Jahren bestehenden, *medikamentös behandelten, funktionellen* Bauchbeschwerden und zahlreichen Begleitsymptomen, waren:

- Erreichen größerer Sensibilität für körperliche Signale
- Erkennen der Zusammenhänge zwischen körperlicher Störung und spezifischen Situationen
- Erreichen einer allgemeinen Entspannung.

Die psychologische Behandlung umfaßte folgende Bereiche: Aufklärung über psychosomatische Zusammenhänge, über Entspannungsverfahren, die die Körperwahrnehmung fördern, die das allgemeine Erregungsniveau erkennbar machen und vermindern sollten, die ungünstige Gedankenketten als solche kenntlich machen und unterbrechen sollten; die Einübung von Kommunikation mit dem gestörten Körperbereich, Coping, Ernährungsinformation, Motivierung zu häuslichen Übungen und Beobachtungsprotokollen und Informationen über das Absetzen der Medikamente.
Zum Teil konnten signifikante Veränderungen erzielt werden bezüglich der emotionalen Stabilität und Beschwerdefreiheit. Erreicht werden konnte eine Reduzierung der Beschwerdeintensität, positive Einstellungs- und Verhaltensänderung, positive Kommunikation zu dem »gestörten« Körperbereich, Verbesserung des allgemeinen Befindens und Medikamentenfreiheit bei neun Frauen und neun Männern.
Teegen et al. betonen, daß gerade die Entspannungsverfahren bei den Patienten auf positives Echo stießen, da ihnen damit eine *eigene* Einflußmöglichkeit an die Hand gegeben wurde, die

ihnen ein sofortiges adäquates Intervenieren im Alltag ermöglichte. Mittels eines Entspannungstrainings kann ein Anwachsen der Sensitivität ermöglicht werden, und gleichzeitig bietet es den Rahmen dafür, die Hintergrundproblematik zu erkennen.

2.5 Muskel-Skelett-System

»Ein Athlet im Wettkampf, ein Student im Examen oder ein Soldat an der Front befindet sich natürlich in einem Zustand hoher nervlicher Anspannung. Könnten wir die Muskelaktivität mit entsprechenden Instrumenten messen, würden wir erwarten, eine hohe Entladungsfrequenz festzustellen.
Legt sich dieselbe Person jedoch in einer reizarmen Umgebung zum Ruhen nieder, dürfte unser Instrument eigentlich keine hohe Entladungsfrequenz messen. Aber genau das ist bei Menschen der Fall, die unter starker Anspannung stehen.
Unter Umständen, die eigentlich die Entspannung fördern sollten, zeigen die Meßgeräte fehlende Entspannung. Bei solchen Menschen ist die nervliche Überreizung zum Dauerzustand geworden«. (Jacobson 1990)
Edmund Jacobson beschreibt schon in seinem Buch »Entspannung als Therapie« die Grundproblematik spannungsbedingter Störungen des Muskel-Skelett-Systems.
Emotionen wie z. B. Angst finden immer auch ihr Äquivalent in Verspannungen des muskulären Systems. Dabei ist die Willkürmuskulatur wie die quergestreifte Muskulatur betroffen.
Im Bereich der Willkürmuskulatur zeigen sich diese Prozesse der Verspannung in verschiedenartigen Phänomenen, die in der Allgemeinpraxis häufig anzutreffen sind.
Besonders oft wird dabei über Gelenk- und Gliederschmerzen sowie über Symptome, die von der Wirbelsäule ausgehen, geklagt. Psychisch bedingte muskuläre Verspannungen führen hier zu Fehlhaltungen, die sich dann zu chronischen Störungen

des Muskel-Skelett-Systems ausweiten können und nicht selten mit einer starken Schmerzsymptomatik verbunden sind.
Um eine dem Ursprung dieser Störungen angemessene Therapie anwenden zu können, erscheint es sinnvoll, nicht nur die Symptome wie Schmerzen oder Fehlhaltungen medikamentös oder orthopädisch anzugehen, sondern im psychotherapeutischen Gespräch Ursachen der Verspannungen zu bearbeiten und mit Progressiver Relaxation die Spannungszustände direkt therapeutisch zu beeinflussen.
Auch bei der rheumatischen Arthritis, einer chronischen Systemerkrankung, die klinisch vorwiegend an den Gelenken manifestiert ist und bei der sich charakteristische Veränderungen im Muskel-Skelett-System finden, zeigt sich die Notwendigkeit eines auch psychische Faktoren berücksichtigenden Therapieweges.
So ist festgestellt worden, daß emotional belastende akute Geschehnisse einen Einfluß auf diese Erkrankung haben.
Hoffmann und Hochapfel (1987) nennen »Das Gegensatzpaar Spannung und Lösung im Bereich unserer Gefühlserlebnisse... aufs engste gekoppelt mit Spannungs- und Lösungszuständen in der willkürlichen Muskulatur.... Werden die retentiven bzw. hingebungsvollen Bedürfnisse der analen Phase mit Härte und Gewalt zerbrochen, so wird das Kind erfahrungsgemäß gefügig. Es entsteht so eine retentive Haltung gegenüber der Welt schlechthin, die sich dann in der Gesamtheit der quergestreiften Muskulatur ausdrücken kann.«
In der ängstlich gespannten Haltung werden korrespondierend bestimmte Muskelpartien gespannt, die dann am häufigsten von der Krankheit befallen werden. Progressive Relaxation kann hier sowohl der Prophylaxe von Krankheitsschüben wie der Angstbewältigung dienen.

2.6 Hinweis auf andere Störungsbereiche

Es wurde in einigen klinisch-relevanten Bereichen die Wirkungsweise der Progressiven Relaxation dargestellt.

Es soll jedoch nicht unerwähnt bleiben, daß die Progressive Relaxation auch bei vielen weiteren, hier nicht besonders erwähnten Erkrankungen, wie sie auf Seite 156 bereits aufgeführt wurden und bei denen psychische Ursachen eine Rolle spielen, gute therapeutische Erfolge erwarten läßt.

Studien, die sich mit der Auswirkung von Entspannung auf die eben genannten Störungen oder auf weitere funktionelle Systeme des Körpers beziehen, wie das Urogenitalsystem und das Endokrine System, können je nach Bedarf bei DIMDI, Deutsches Institut für medizinische Dokumentation und Information, Universität Trier, angefordert werden.

3. Progressive Relaxation als Ausgangspunkt für persönlichkeitsfördernde, kreative Prozesse und Gesundheit

Jacobson hat mit der Progressiven Relaxation den Menschen prinzipiell eine Möglichkeit an die Hand gegeben, sich selbst aus eigener Bemühung heraus entspannen zu können, um einer mehr oder weniger starken Übererregung körperlicher, seelischer oder geistiger Art entgegenzuwirken.

Neben der klinischen Relevanz leistet die Progressive Relaxation gute Dienste innerhalb der Gesundheitsvorsorge oder Psychohygiene und vermag in folgenden Bereichen positive Wirkungen zu erzielen:

- Stabilisierung und Stärkung der Gesundheit;
- Persönlichkeitsveränderungen im Sinne von gewünschtem seelisch-geistigen Wachstum (Selbstentfaltung, Selbstverwirklichung);

- Verhaltensänderungen im Sinne gesünderer Bewältigungsstrategien von alltags- und berufsbezogenen »Streßsituationen«;
- Bewußtseinsveränderung im Sinne erwünschten transzendenten und mystischen Erlebens, bis hin zu »out-of-body«-Erfahrungen;
- Vorbereitung auf Meditation.

Alle Lebewesen trachten nach einem Gefühl des Wohlbefindens, dem ein dynamisches Gleichgewicht eines Rhythmus von »begrenzendem Halt« und »fließender Bewegung« zugrunde liegt. Diesem »Doppelaspekt« (G. Loos, 1986) kann die Progressive Relaxation insofern gerecht werden, da sie sowohl für Flexibilität als auch für Stabilität auf den verschiedenen Ebenen des »Menschseins« sorgt und eine Öffnung schaffen kann für weitere oder neue Ausdrucksmöglichkeiten, wie z. B. Bewegung (bis hin zu Tanz), Musik (hören bis selbst gestalten), Sprache (in all ihren vielfältigen Modi) oder Malen und vieles mehr. All diese kreativen Betätigungen können dem Menschen als Möglichkeit dienen, aus sich selbst wieder Kraft zu schöpfen, Selbstvertrauen zu entwickeln bzw. zu fördern und sich in seiner »Ganzheit« wiederzuerleben.
Die Progressive Relaxation leitet das Individuum – ähnlich dem Vorgang einer Introspektion – zu einer aufmerksamen und achtsamen Beobachtung all der Vorgänge in sich selbst im leiblichen und psychischen Bereich. Wenn sich auch die Progressive Relaxation primär klar und eindeutig auf die physiologischen Prozesse von Spannung und Entspannung bezieht, hilft sie dem Menschen, sich für viele weitere Wahrnehmungsbereiche zu öffnen, um dadurch eine Stärkung von Ich-Funktionen zu erreichen, wodurch echte Beziehungen (zwischen Ich und Du) bis hin zur Entdeckung des göttlichen Du »als der höchsten erwünschten und notwendigen Beziehung des Ichs« ermöglicht werden können (Nissiotis, in Wagner-Simon, 1982).
Wollen wir denjenigen, der in diesem Sinne die Progressive Relaxation vermittelt, Begleiter nennen. Er kann je nach

Notwendigkeit mehr die physische, psychische, geistige oder meditative Ebene wählen, er kann mehr pädagogisch, einsichtsorientiert oder mehr tiefenpsychologisch deutend arbeiten. Es geht darum, die Progressive Relaxation so einzusetzen, daß sie die verschiedenen Ausdrucksmöglichkeiten des einzelnen fördert bzw. diese von »zu starren Grenzen« oder von »zu fließenden Grenzen« befreit, wobei grundsätzlich eine Harmonie von Körper-Seele-Geist angestrebt wird.
Dabei kann die Progressive Relaxation hinwirken auf:

- Sensibilisierung durch vermehrte Wahrnehmung (Bewußtseinserweiterung)
- größere Beweglichkeit im Rollen- und Gefühlsbereich
- zeitliche und räumliche (Innen- und Außenwelt) Orientierungsfähigkeit
- körperliche Ausdrucksfähigkeit von Gefühlen
- sprachliche Ausdrucksfähigkeit von körperlichen Wahrnehmungen
- Imagination und Phantasie.

Es liegt an der individuellen Notwendigkeit, ob dabei mehr auf das passive oder aktive Erleben Wert gelegt wird und ob übungszentriert, erlebniszentriert oder konfliktaufdeckend vorgegangen wird.

Die Progressive Relaxation eignet sich nicht nur als Vorbereitung zur Meditation, sondern es können schon während des Relaxationsprozesses meditative Bewußtseinszustände auftreten (Peter und Gerl, 1988). Es muß jedoch dem einzelnen überlassen bleiben, was er mittels der Progressiven Relaxation erreichen möchte.

Mag es für ein Individuum erstrebenswert sein, mehr »geistige Achtsamkeit und Klarheit des Auffassens von Geschehnissen in sich selbst und um sich herum« (Scharfetter, in Wagner-Simon, 1982) zu erreichen, so ist es für ein anderes Individuum notwendig, sich mehr dem körperlichen Wohlbefinden zuzuwenden.

Dabei bietet sich die Progressive Relaxation in der Vielfalt ihrer Vorgehensweisen besonders gut an.

4. Progressive Relaxation im Sinne einer integrativen Therapie

In den letzten Jahren hat sich der Ansatz der integrativen Therapien mehr und mehr durchgesetzt. Der Sinn und Zweck der »Integration« ist es, dem Individuum in seiner Fülle von »Sein« gerecht zu werden und verschiedene behandlungstechnische und methodische Ansätze zu verbinden.
Wendet man die Progressive Relaxation als Training an, dann befindet man sich in einer übungszentrierten Vorgehensweise und vernachlässigt die bereits vorher beschriebenen anderen Ebenen. Dies kann zu Beginn einer Therapie notwendig und berechtigt oder nach einer Therapie für den Klienten als häusliche Weiterarbeit sehr nützlich und gesundheitsfördernd sein. Um jedoch dem ganzheitlichen Menschenbild zu entsprechen, ist ein integratives Vorgehen innerhalb der Therapie anzuraten. Als Therapeut muß man dem Rechnung tragen, indem man je nach Notwendigkeit sowohl übende Verfahren als auch einsichtsorientierte oder konfliktorientierte Verfahren einsetzt.
In aller Kürze soll die Progressive Relaxation als ein integratives Verfahren aufgezeigt werden. Die Darstellungen sollen als Leitlinie betrachtet werden, die sich mit vielen Varianten – individuumsspezifischen und störungsspezifischen – bereichern und modifizieren lassen.

1. Kontaktaufnahme, Anamnese, Verhaltensanalyse, konfliktorientiertes Gespräch mit Zielerwartung, Aufklärung über Krankheit/Symptom und Behandlungsweise.

2. Beginn des »eigentlichen« therapeutischen Prozesses: Wahrnehmen des aktuellen Ausdrucksverhaltens auf den Modalitäten von Stimme, Sprache, Atmung, Gestik, Mimik, Haltung, Bewegung usw.

3. Beachtung der Gesamt-Gestaltung des Individuums auf den Ebenen: körperlich, psychisch, sozial, geistig, evtl. spirituell.

4. Progressive Relaxation in Verbindung notwendiger psychotherapeutischer Interventionen, bis hin zu geistig- spirituellen Heilmethoden.

5. Progressive Relaxation und kreative Prozesse.

Bei Punkt vier und fünf werden immer die übungs-, erlebnis- und konfliktzentrierten Vorgehensweisen beachtet. Die Übertragung der Körpererfahrungen auf die sprachliche Ebene ist wichtig, die nonverbale Verarbeitungsmöglichkeit muß jedoch ebenso ihren Platz bekommen. Gerade die kreativen Prozesse können unterstützend wirken für mögliche Verbalisierung.

H. Petzold (1977) bezeichnet Punkt vier und fünf als »Aktionsphase«, in der Ereignisse aus der Vergangenheit konfliktorientiert behandelt werden und kathartische Funktion haben. Er erwähnt die sogenannten »peak-experiences« (nach A. H. Maslow), die aufgrund ihrer weitreichenden kompensatorischen Effekte einen hohen psychohygienischen Wert haben.

6. Kognitive Durcharbeitung der Erlebnisse, soweit nicht schon durch vorhergehende tiefenpsychologische »Deutungen« eine Klärung/Einsicht erreicht wurde;
Betonung der für die Progressive Relaxation so wichtigen Antagonisten-Paare und Ambivalenzkonflikte mit dem Ziel der Harmonisierung.
Petzold nennt diese Phase »Integrationsphase« und unterscheidet dabei die
- Stimulus-Deutung, wobei der Therapeut seine Deutung äußert und es dem Individuum überläßt, ob es diese Deutung annimmt oder nicht,
- Kontext-Deutung, bei der der Therapeut deutliche Zusammenhänge betont (z. B. zwischen Konflikt und Ausdrucksverhalten).

7. Neuorientierung (nach Petzold)
Durch die spezifischen Erfahrungen kann es dem Klienten möglich sein, entweder spontan »neue« Verhaltensmuster anzuwenden oder mittels übungszentrierter Verfahren diese zu »erwerben«.

Gerade im Hinblick auf die letzten beiden Punkte ist es notwendig zu wissen, daß sich die verschiedenen Ausdrucksqualitäten immer erst dann auf die Persönlichkeit fördernd auswirken, wenn sie in die bewußte Wahrnehmung des Individuums integriert werden konnten.
Die physiologischen Prozesse können, bzw. müssen, therapeutisch ebenso auf der seelischen, geistigen bis hin zur spirituellen Ebene interpretierbar gemacht werden, um den individuellen Heilungschancen gerecht zu werden.
Diese zuletzt genannten Kriterien sprechen dafür, daß die Progressive Relaxation als integrative Therapie betrachtet werden sollte.

Literatur

Bergeron, C. M.: »A Comparison of Cognitive Stress Management, Progressive Muscle Relaxation, And Biofeedback In The Treatment of Irritable Bowel Syndrome«, Dissertation Abstracts International, Vol. 44 (10-B), 3186, 1984

Bosse, K. A. / Gieler, U.: »Seelische Faktoren bei Hautkrankheiten«, Verlag Hans Huber, Stgt. 1987

Bräutigam, W. / Christian, P.: »Psychosomatische Medizin«, 3. Aufl., Thieme-Verlag, Stgt. 1981

Brenner, H.: Das große Buch der Entspannungstechniken, München 1989

Cautela, Joseph R. / Groden, June: »Relaxation«, A Comprehensive Manual for Adults, Children, and Children with Special Needs, 1978

Cotler, Sherwin B. / Guerra, Julio J.: »Self-Relaxation Training«, Audiocassette, 1976

Chaudary, N. H. / Truelove, S. C.: »The irritable colon syndrome«, A study of the clinical features predisposing causes and prognosis in 130 cases, Quart. J. Med. 31, 1962, 397–422

Dixhoorn, J. van: Zur Wirklichkeit eines Entspannungstrainings in der Frührehabilitation von Myokardinfarktpatienten, Berlin 1985

Gellhorn, E.: »The emotions and the ergotropic and trophotropic systems«, Psychologische Forschung, 34, 1970, 48–94

Gray, S. G. / Lawlis, G. F.: »A case study of pruritic eczema treated by relaxation and imagery«. Psychological Reports, 51, 1982, 627–633

Hahn, P. / Kämmerer, W.: Die Risikopersönlichkeit bei Koronaren Herzerkrankungen in Zeitschrift: Psychotherapie und Psychosomatik, Berlin 1985

Harrell, Th. H. / Beiman, J.: »Cognitive – behavioral treatment of the irritable colon syndrome«, in: Cognitive Therapy & Research, Vol. 2 (4), 1978, 371–375

Hofmann, S. O. / Hochapfel, G.: »Einführung in die Neurosenlehre und Psychosomatische Medizin«, 3. Aufl., Schattauer Verlag, Stgt. 1987

Jacobson, E.: Entspannung als Therapie: Progressive Relaxation in Theorie und Praxis, München 1990.

Krampen, G. / Ohm, D.: Die Wirksamkeit von Entspannungstechniken während der Rehabilitation von Herzinfarktpatienten in: International Journal of Rehabilitation Research 1984

Lehrer, P. M. / Hochron, S. / Mc Cann, B. / Swartzman, L. / Reba, Ph.: »Relaxation Decreases Large-Airway But Not Small-Airway Asthma«, Journal of Psychosomatic Research, Vol. 30, No. 1, pp. 13–25, Pergamon Press, 1986

Loos, G.: »Spiel-Räume: Musiktherapie mit einer Magersüchtigen«, Stuttgart 1986
Mentzos, S.: »Neurotische Konfliktverarbeitung«, Fischer Taschenbuchverlag, Frankfurt a. M. 1984
Mitchell, K. R.: »Self-Management of Spastic Colitis«, J. Behav. Ther. & Exp. Psychiat. Vol. 9, 1978, 269–272
Münzel, K.: »Atopische Dermatitis: Ergebnisse und Fragen aus verhaltensmedizinischer Sicht«, in: Verhaltensmodifikation und Verhaltensmedizin, 9. Jg., 3, 1988, 169–193
Neff, D. E.: »A Multi-Component Treatment for Irritable Bowel Syndrome«, Behavior Therapy 18, 1987, 70–83
Peter, B. / Gerl, W.: »Entspannung«, Mosaik-Verlag, München 1988
Petzold, H.: »Psychotherapie und Körperdynamik. Verfahren psychophysischer Bewegungs- und Körpertherapie«, 2. Aufl., Paderborn 1977
Schandry, R.: Psychophysiologie, München 1981
Schubert, H.-J.: »Psychosoziale Faktoren bei Hauterkrankungen«, Verlag für Medizinische Psychologie, Vandenhoeck & Ruprecht, Göttingen 1989
Smith, Jonathan C.: »Meditation«, A Sensible Guide to a Timeless Discipline, 1986
Smith, Jonathan C.: »Meditation«, Audiocassette Series, 1986
Smith, Jonathan C.: »Relaxation Dynamics«, Audiocassette Series, 1985
Smith, Jonathan C.: »Relaxation Dynamics«, A Cognitive-Behavioral Approach to Relaxation, 1985
Teegen, F. / Johannsen, A. / Voght, K. H.: »Modifikation von Beschwerdehäufigkeit, -intensität und Medikamentenverbrauch«, 1986
Uexküll, Th. v.: »Psychosomatische Medizin«, 3. Aufl., Urban & Schwarzenberg, München 1986
Vaitl, D.: Entspannung; Lockerung für Leib und Seele in: Psychologie Heute, Weinheim 1979
Wagner-Simon / Benedetti G. (Hrsg.): »Sich selbst erkennen«, Sammlung Vandenhoeck 1982
Wolpe, J.: »A case of neurodermitis«, in: Wolpe, J., Ed., Theme and variations – a behavior therapy casebook, New York: Pergamon Press 1976
Zander, W.: »Neurotische Körpersymptomatik«, Springer-Verlag, Berlin/Heidelberg 1989

www.klett-cotta.de / lebenlernen

Edmund Jacobson
Entspannung als Therapie
Progressive Relaxation in Theorie und Praxis
Leben Lernen 69. 218 Seiten, broschiert. ISBN 978-3-608-89112-6

Die Übungen basieren auf der abwechselnden An- und Entspannung bestimmter Muskelpartien. Über die so gewonnene Sensibilität für Spannung in der Muskulatur entwickelt sich neues Körpergefühl für Entspannung.

Ulrike Sammer
Entspannung erfolgreich vermitteln
Progressive Muskelentspannung und andere Verfahren
Leben Lernen 130. 167 Seiten, broschiert. ISBN 978-3-608-89012-9

Entspannungsverfahren gehören zu den wichtigsten Therapieergänzungen, sowohl in der psychoanalytischen Therapie als auch in der Verhaltenstherapie und Gesundheitsprophylaxe. Das Buch hilft Therapeuten, Anfängerschwierigkeiten zu vermeiden und Entspannungskurse effektiv zu gestalten.

Siegfried Gröninger, Jutta Gröninger-Stade
Progressive Relaxation
Tiefenentspannung nach E. Jacobson
Audio-Übungs-CD mit Booklet. ISBN 978-3-608-89057-0

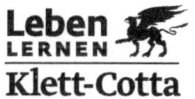

www.klett-cotta.de / lebenlernen

Reeker-Lange, Aden, Seyffert
Handbuch der Progressiven Muskelentspannung für Kinder
Leben Lernen 232. 184 Seiten, broschiert. ISBN 978-3-608-89100-3

Im Zentrum des Buches stehen kindgerechte praktische Übungen, welche die grundlegenden Elemente der Progressiven Muskelentspannung in spielerische Sequenzen und Fantasiereisen übertragen.

Cornelia Löhmer, Rüdiger Standhardt
Timeout statt Burnout
Einübung in die Lebenskunst der Achtsamkeit
Mit einem Vorwort von Ulrich Ott. 199 Seiten, gebunden, mit CD. ISBN 978-3-608-94729-8

»Das Buch ist eine praxiserprobte Anleitung zur Entschleunigung des Arbeitslebens durch Achtsamkeit – und zugleich ein Plädoyer für eine Kultivierung der Arbeitswelt als Ausweg aus der Stress- und Burnout-Falle.« Dieter Müller-Harju, Psychologie Heute

Cornelia Löhmer, Rüdiger Standhardt
Die Kunst, im Alltag zu entspannen
Einübung in die Progressive Muskelentspannung
160 Seiten, gebunden, 57 Zeichnungen, mit beiliegender Hör-CD mit Übungen und Musik (Musik von Bernd Holz, ca. 79 min.)
ISBN 978-3-608-94578-2

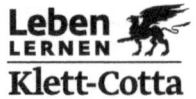

www.klett-cotta.de / lebenlernen

Halko Weiss, Michael E. Harrer, Thomas Dietz
Das Achtsamkeits-Buch
Einübung in die Progressive Muskelentspannung

303 Seiten, gebunden. ISBN 978-3-608-94558-4

Achtsamkeit bringt eine neue Qualität in Ihr Leben, die größeres Glück und mehr Erfüllung ermöglicht. Dieses Buch stellt die Kerngedanken in knapper Form vor, liefert das nötige Hintergrundwissen und enthält praktische Übungen für Coaching, Stressmanagement, Therapie und im privaten Umfeld.

Renate Frank
Wohlbefinden fördern
Positive Therapie in der Praxis

Leben Lernen 227. 256 Seiten, broschiert, inkl. CD mit Arbeitsblättern und Übersichten. ISBN 978-3-608-89091-4

»Wohlbefinden« ist ein wichtiges, doch bisher meist unterschätztes Therapieziel. Gerade PatientInnen, die gewohnt sind, unachtsam und genussfeindlich mit sich selbst umzugehen, können von den Ansätzen und Übungen der Positiven Therapie profitieren.
»Ein beeindruckendes Buch.«
B. Rabaioli-Fischer, Trauma & Gewalt

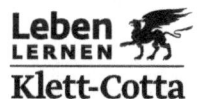

Familien dynamik

Systemische Praxis und Forschung

Herausgegeben von Ulrike Borst,
Hans Rudi Fischer und Arist von Schlippe

Jetzt auch online erhältlich!

Die FAMILIENDYNAMIK

- ist die führende Zeitschrift im europäischen Raum für Familientherapie und Familienpsychologie
- informiert Sie wissenschaftlich fundiert über die neuesten Entwicklungen
- bietet Ihnen Praxisorientierung und wertvolle Unterstützung bei Ihrer täglichen Arbeit!

Die FAMILIENDYNAMIK erscheint vierteljährlich (jeweils im ersten Monat des Quartals).

- **sämtliche Artikel der Ausgaben ab 1996 online verfügbar!**
- **alle Abonnementangebote (online und print)**
- **Newsletterbestellung unter**

www.volltext.familiendynamik.de

TRAUMA & GEWALT
FORSCHUNG UND PRAXISFELDER

Jetzt auch online erhältlich!

TRAUMA & GEWALT

- geht den Weg von der Klinik dorthin, wo Gewalt entsteht
- diskutiert die Prävention von Gewalt und die Entgegnung auf Gewalt
- verbindet die klinische Sicht mit gesellschaftlichen Perspektiven

- **sämtliche Artikel der Ausgaben ab 2007 online verfügbar!**
- **alle Abonnementangebote (online und print)**
- **Newsletterbestellung**
  unter

www.volltext.traumaundgewalt.de